CLINIQUE MAYO

LE
POIDS SANTÉ

CLINIQUE MAYO

LE POIDS SANTÉ

Donald D. Hensrud, M.D.

Révision scientifique de la version francaise
Eugène Rasio, M.D., Ph.D.
Directeur, Département de médecine
Centre Hospitalier de l'Université de Montréal,
Hôpital Notre-Dame, Montréal

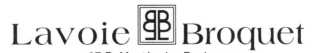

Lavoie Broquet

97-B, Montée des Bouleaux
Saint-Constant, Qc, J5A 1A9
Tél.: (450) 638-3338 Fax: (450) 638-4338
Web: www.broquet.qc.ca / Courriel: marcel@broquet.qc.ca

Catalogage avant publication de Bibliothèque et Archives Canada

Vedette principale au titre :

Le poids santé

Traduction de: Mayo clinic on healthy weight.
Comprend un index.

ISBN 2-89000-684-0

1. Régimes amaigrissants. 2. Perte de poids. 3. Exercice.
4. Poids corporel. I. Hensrud, Donald D. II. Mayo Clinic.

RM222.M3814 2005   613.2'5   C2005-940326-8

POUR L'AIDE À LA RÉALISATION DE SON PROGRAMME ÉDITORIAL, L'ÉDITEUR REMERCIE :

Le Gouvernement du Canada par l'entremise du Programme d'Aide au Développement
    de l'Industrie de l'Édition (PADIÉ) ; La Société de Développement des Entreprises
    Culturelles (SODEC) ; L'Association pour l'Exportation du Livre Canadien
    (AELC).
Le Gouvernement du Québec - Programme de crédit d'impôt pour l'édition de livres -
    Gestion SODEC.

Traduction : Francine Labelle
Révision et adaptation : Andrée Lavoie, inf., B. Sc., M. Ed.
Révision scientifique de la version francaise : Eugène Rasio, M.D., Ph.D.
Infographie : Antoine Broquet, Anie Gendrault
            Brigit Levesque (couverture)

Titre original :
Mayo Clinic on Healthy weight
Publié par Mayo Clinic
Copyright © 2000 Mayo Foundation for Medical Education
    and Research.
All rights reserved.

Pour l'édition en langue française :
Copyright © Ottawa 2005
Broquet Inc.
Dépôt légal — Bibliothèque nationale du Québec
1er trimestre 2005

ISBN 2-89000-684-0

Imprimé au Canada

Équipe éditoriale

Éditeur en chef
Donald D. Hensrud, M.D.

Directeur de la rédaction
David E. Swanson

Copiste
Edith Schwager

Recherchistes
Deirdre A. Herman
Shawna L. O'Reilly

Collaborateurs
Linda Kephart Flynn
Michael J. Flynn
Stephen M. Miller
Robin Silverman
Christina Verni

Directeur artistique
Daniel J. Brevick

Infographiste
Stewart J. Koski

Illustrateur médical
John V. Hagen

Photographes
Joseph M. Kane
Richard D. Madsen
Randy J. Ziegler

Secrétaire
Carol A. Olson

Auteur de l'index
Larry Harrison

Réviseurs et Collaborateurs

Haitham S. Abu-Lebdeh, M.D.
Matthew M. Clark, M.D.
Maria Collazo-Clavel, M.D.
Mark Glen, R.D.
Daniel L. Hurley, M.D.
Michael D. Jensen, M.D.
Frank P. Kennedy, M.D.

James A. Levine, M.D.
M. Molly MacMahon, M.D.
Michael A. Morrey, Ph.D.
Jennifer K. Nelson, M.D.
Timothy O'Brien, M.D.
Michael G. Sarr, M.D.

Table des matières

SECTION 2 : COMMENT RÉDUIRE SON POIDS

Préface

Il est de plus en plus habituel de voir des sujets de tout âge avec un embonpoint ou une obésité franche. Et pourtant, il n'y a pas de jour qu'on ne nous mette en garde contre les méfaits de la graisse accumulée : cancers divers, diabète, maladies cardiovasculaires, respiratoires, musculo-squelettiques, hépatiques, qui nous affligent et qui réduisent notre espérance de vie. Le contraste entre ce que l'on nous conseille de faire et ce que beaucoup ne font pas souligne la difficulté du traitement de l'obésité. La régulation du poids se fait par des mécanismes internes, multiples et complexes, et sur lesquels nous n'avons pas de contrôle. Mais les facteurs externes, du milieu, sont aussi opérants. Il est possible de perdre du poids gras en réduisant l'apport d'énergie par une alimentation appropriée et en mettant à profit les multiples bienfaits de l'exercice. Pour ce faire, la motivation doit s'adresser d'abord à des changements d'habitudes de vie. Le chemin serait peut-être moins ardu si, au lieu de se limiter à traiter l'obésité, on se préoccupait davantage de la prévenir, bien que dans les deux cas, il faille combattre dans notre société les tentations d'une nourriture abondante, variée, au goût sans cesse «amélioré» et l'attrait inné de l'indolence.

Ce livre de la Clinique Mayo n'est pas un recueil de recettes miracle pour perdre du poids. C'est plutôt une revue compréhensible et rigoureuse dans laquelle sont expliqués les choix des aliments selon leur qualité et leur contenu en énergie, le rôle bénéfique de l'exercice et, en leitmotiv, l'importance de la motivation et des modifications du comportement. Les traitements par divers médicaments et par la chirurgie y sont également discutés. Les conseils pratiques qui sont donnés pour perdre du poids et maintenir un poids santé concernent le corps et l'esprit : ils sont ce que la science et l'art de vivre peuvent offrir de mieux, à l'abri de toutes mystifications et propositions hasardeuses.

Eugène Rasio

Section 1

Se motiver

Chapitre 1

Bon départ

Mémo

- **S'engager à perdre du poids exige une préparation mentale.**

- **Maigrir améliore l'état de santé.**

- **Adopter de saines habitudes de vie permet de maigrir.**

- **La diète et le niveau d'activité physique sont les clés d'un poids santé.**

- **Maîtriser son poids n'est pas un défi insurmontable; c'est une question d'attitude.**

- **Changer son mode de vie exige un engagement à long terme.**

- **S'assurer que le nouveau mode de vie est agréable.**

- **La persévérance est la clé de la réussite.**

Comme des millions d'Occidentaux, votre poids est probable-ment trop élevé. Dans notre culture, avec la disponibilité d'aliments très caloriques, les trop nombreux messages com-merciaux nous invitant à manger, les portions exagérées et les appa-reils réduisant notre activité physique, il est facile d'accumuler les kilos.

À l'origine, le corps n'a pas été conçu pour être gavé d'aliments préparés trop riches en matières grasses, et ensuite immobilisé de longues heures devant un écran d'ordinateur ou de télé. Il a plutôt été prévu pour emmagasiner les graisses, ce qui a permis à nos ancêtres de survivre en période de disette. C'est le travail pour lequel ont été programmés les 30 à 40 milliards d'adipocytes, ou cellules adipeuses de notre corps. Les pauvres… elles ne réalisent pas encore que les temps ont changé. La tendance de notre corps à emmagasiner les graisses et la forte consommation de calories ou kilojoules[1] associée à notre vie sédentaire d'aujourd'hui semblent nous condamner à une surcharge pondérale, ou excès de poids. Mais vous pouvez contrôler votre poids et des choix s'offrent à vous.

Vous avez de la difficulté à vous motiver? Pour l'avoir entendu à maintes reprises, vous savez que maigrir est bénéfique, que malgré un ardent désir de perdre des kilos, tant de messages confus sont véhiculés sur la façon d'y parvenir, vous ne savez plus vers qui ou quoi vous tourner.

Des régimes de toutes sortes sont proposés : faible en matières grasses, à forte teneur en protéines, faible en protéines, riche en hydrates de carbone, pauvre en hydrates de carbone, et autres. Tous ne peuvent être bons. Quel est celui qui vous convient le mieux?

Il est possible que dans le passé, vous ayez tenté de maigrir à plusieurs reprises mais sans réussir, vous n'avez pas perdu de poids ou vous avez repris les kilos perdus. Il est même probable que vous ne puissiez penser à un nouveau régime. «Le jeu en vaut-il la chandelle?», «Pourquoi serait-ce différent cette fois?» Vous en arrivez à penser : «Un excès de poids est-il vraiment si malsain?»

Problèmes de santé reliés au surpoids

Le surpoids nuit à votre santé, surtout si en plus, votre forme physique est mauvaise. Cette surcharge pondérale (excès de poids) est même plus inquiétante si le tissu adipeux en trop se situe au milieu du corps (forme pomme) plutôt qu'aux fesses, aux hanches et aux cuisses (forme poire). La forme pomme est plus fortement associée à de graves risques de problèmes de santé.

Avec l'âge, la possibilité de développer des problèmes de santé reliés au surpoids est accrue. Vous avez probablement entendu cette éternelle litanie, mais il est important d'y revenir. La surcharge pondérale augmente le risque de :

- hypertension artérielle;
- hyperlipidémie (taux anormaux de gras dans le sang, taux élevé des triglycérides et faible taux de HDL-cholestérol (cholestérol des lipoprotéines à haute densité, ou «bon» cholestérol);
- diabète sucré de Type 2;
- maladie coronarienne;
- accident vasculaire cérébral;
- maladie de la vésicule biliaire;
- arthrose;
- problèmes respiratoires (apnée du sommeil);
- certains types de cancer (utérus, vésicule biliaire, côlon, sein chez la femme ainsi que côlon et prostate chez l'homme).

Toutes ces pathologies peuvent diminuer la qualité de votre vie et même l'abréger (voir les pages 42-46).

Cependant, même diminuer votre masse pondérale (poids total) d'environ 5 à 10% réduit les risques pour votre santé. Quelques kilos perdus contribuent à abaisser la pression sanguine, améliorer les niveaux de gras dans le sang, diminuer les symptômes de l'apnée du sommeil et permettre une meilleure maîtrise du diabète. Il est probable que si vous n'avez pas de problèmes de santé actuellement, la possibilité d'en souffrir plus tard ne vous motive pas énormément, et pourtant ce devrait être le cas. Malgré tout, quel impact a votre poids sur votre vie quotidienne? Votre niveau d'énergie est-il élevé? Votre estime de soi? Votre humeur? Votre perception de la vie?

Vous sentez-vous jugé parce que vous êtes obèse? N'est-il pas ironique que dans une civilisation comptant tellement d'individus corpulents, de la discrimination soit exercée contre les obèses? Lorsqu'une personne se voit refuser un emploi à cause de son poids, fait l'objet de moqueries ou doit payer double tarif dans un avion, elle connaît l'amertume engendrée par une telle ironie. Il est possible qu'un tel sentiment soit un élément déclencheur d'une décision de perdre du poids.

L'amélioration de votre état de santé à long terme demeure la raison la plus importante d'atteindre et de conserver un poids santé, tout en vous procurant en même temps certaines gratifications immédiates, telles que vous porter mieux physiquement, vous percevoir sous un meilleur jour, et peut-être avoir meilleure apparence. Ces dernières vous stimulent pour atteindre votre objectif à long terme.

Ampleur du problème

L'embonpoint et l'obésité ont pris l'ampleur d'une épidémie. On estime que 55% des adultes occidentaux font de l'embonpoint ou sont obèses, le nombre des personnes reconnues obèses ayant augmenté de plus du tiers au cours des 20 dernières années. Ce problème s'accentue et touche plusieurs domaines, mais le seul qui en profite est celui de l'industrie des régimes amaigrissants. Chaque année, les gens dépensent des milliards de dollars pour des produits et services d'amaigrissement, et dans de nombreux cas, sans obtenir à long terme quelque bénéfice que ce soit en retour.

Avec tout cet argent dépensé, on pourrait croire qu'un plus grand nombre de personnes réussissent à perdre du poids. Il n'en est rien. En grande partie, le problème vient des faux prétextes invoqués pour maigrir, comme souhaiter passer de la taille 14 à la taille 6 à temps pour une réunion d'anciens ou se conformer aux normes de beauté proposées par les acteurs de cinéma et mannequins de l'heure. S'il est vrai que l'apparence compte, l'idéal de beauté demeure subjectif, et il faut bien admettre que peu d'entre nous ressemblons à ces modèles. C'est votre santé qui doit primer dans votre décision de maigrir.

De plus, maîtriser son poids est une tâche ardue. Il est compréhensible que vous souhaitiez trouver un moyen facile et rapide d'y parvenir. Cependant, l'embonpoint et l'obésité sont des problèmes complexes, compliqués par les gènes, l'environnement et les émotions. Vos kilos en trop ont probablement été accumulés lentement, mais vous désirez les perdre instantanément. Vous avez alors suivi le dernier régime publié et les suppléments diététiques les plus en vogue. Vous avez perdu du poids et avez cru avoir posé le bon geste.

Mais si vous n'avez pas changé votre style de vie, modifié considérablement vos habitudes alimentaires et augmenté votre activité physique, il y a de fortes chances que les kilos perdus soient revenus, avec quelques-uns en prime. Plus que jamais auparavant, vous êtes aujourd'hui convaincu que maigrir est impossible. Cependant, c'est un objectif que vous pouvez atteindre.

Joie de la réussite

Vous pensez sans aucun doute qu'atteindre votre poids santé est nécessairement une corvée. Vous avez suivi des régimes amaigrissants dans le passé. Est-ce que tous ne comportaient pas que restrictions et privations, aliments insipides et nombreuses heures d'exercices exténuants?

Rien de tout cela n'est nécessaire.

Adopter des comportements favorisant la santé peut être agréable. Les aliments nutritifs peuvent être délicieux. Le plus important est de réaliser que vous pouvez changer. Vous pouvez même rééduquer vos papilles gustatives, le croiriez-vous? Vous devez comprendre que si votre repas préféré consiste en un cheeseburger, une frite et un lait malté au chocolat, il est normal que vos papilles gustatives s'excitent lorsque tout ce sel, ce gras et ce sucre leur parviennent, parce que vous leur avez appris à le faire. Il n'est jamais trop tard pour leur faire découvrir de nouvelles saveurs.

Même si atteindre et maintenir votre poids santé peut s'avérer une expérience positive, cela ne signifie pas pour autant que c'est facile. Il n'y a pas de formule magique. Peu importe ce que vous entendez sur le plus récent supplément herbacé amaigrissant ou les régimes à faible teneur en hydrates de carbone à la mode, et peu importe aussi votre désir de croire que certains aliments savamment combinés accéléreront votre perte de poids, le corps ne peut défier les lois de la thermodynamique. Pour maigrir, vous devez dépenser plus d'énergie que vous en consommez. En d'autres mots, vous devez avaler moins de calories et bouger davantage.

Quel ennui! Vous avez entendu ce conseil auparavant. Pourquoi essayer de nouveau? Qu'est-ce qui serait différent aujourd'hui?

Pour les néophytes : l'attitude. Vous devez adopter une attitude positive face aux modifications de vos habitudes de vie, ce qui implique des redressements majeurs. Il y a fort à parier que vous avez acquis une mentalité d'«adepte» des régimes. Est-ce que certaines des idées suivantes vous semblent familières?

- Il y a de bons et de mauvais aliments.
- Je suis au régime, ou ne le suis pas.
- Si je mange un aliment que j'aime, je triche.
- Suivre mon régime exige beaucoup de volonté.
- Suivre mon régime signifie avoir toujours faim.
- Suivre mon régime signifie être privé de mes aliments préférés.
- Si j'ai une faiblesse, comme ne pas faire ma marche ou manger un aliment défendu, je suis un raté.

Tout cela est faux, archifaux. Récemment, on a entendu une personne dire à la ronde qu'elle avait suivi un régime pendant quelques mois, mais que ce soir-là, elle salivait à l'idée de préparer une lasagne. Elle déclarait qu'elle mettait son régime de côté pour manger quelque chose de bon.

Ce n'est pas une attitude gagnante. Il existe une foule de recettes de lasagne délicieuses et saines qu'elle pourrait incorporer à sa diète. Cependant, dans son esprit, elle ne peut manger les aliments qu'elle aime que si elle oublie son régime. Cette attitude la prédispose à échouer. Elle ne met pas l'accent sur les bénéfices qu'elle retire d'une perte de poids, et attend sans cesse la fin de son régime pour manger à son goût, plutôt que d'adopter de saines habitudes alimentaires qui permettent d'inclure dans sa diète ses plats préférés dans des versions moins caloriques et moins riches en matières grasses et d'éduquer ses papilles gustatives.

Blâme et honte

L'autre attitude de l'«adepte» des régimes est le blâme. «Je suis gros parce que ma mère est grosse.» «Je mange la cuisine de ma femme.» «Je ne mange pas trop, c'est mon métabolisme qui fonctionne mal.» Voici la vérité toute nue :

- L'hérédité joue probablement un certain rôle dans la façon dont votre corps utilise les calories. Des antécédents familiaux d'obésité augmentent votre risque d'environ 25 à 30%. Mais la vie ne se limite pas à une question d'hérédité. Ce n'est pas une condamnation. En plus de sa tendance à l'obésité, votre mère vous a probablement aussi transmis des habitudes malsaines qui contribuent à ce problème. Vous pouvez les changer. Vous ne pourrez sans doute jamais manger autant que vos amis maigres et actifs, sans toutefois être dans l'impossibilité d'atteindre et conserver un poids santé. C'est une des petites «injustices» de la vie. Pour réussir, vous devez travailler plus fort et surmonter le sentiment d'avoir été défavorisé par le sort.

- Le tissu musculaire consomme plus d'énergie que le tissu adipeux (gras). C'est la raison pour laquelle, même au repos,

L'âge et le poids

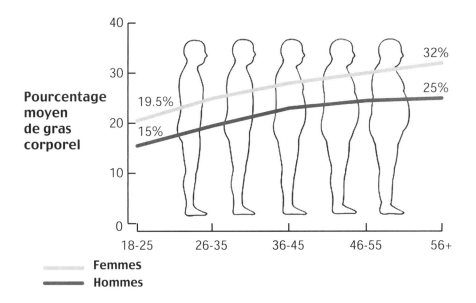

Vieillir signifie habituellement prendre du poids. Avec l'âge, la quantité de muscle a tendance à diminuer, et le gras corporel représente alors un plus fort pourcentage de la masse pondérale (poids total).

avec sa masse musculaire plus importante, l'homme brûle de 10 à 20% plus de calories que la femme. Par conséquent, atteindre un poids santé est un plus grand défi pour la femme. Mais c'est un objectif réaliste et valable.

- En vieillissant, le corps a tendance à perdre un peu de tissu musculaire, ce précieux brûleur de calories, et il en résulte un léger ralentissement du métabolisme. Cependant, la recherche a démontré que les exercices de raffermissement aident à brûler

Êtes-vous disposé à perdre du poids?

Parce que maigrir exige énormément de concentration et d'énergie tant mentale que physique, vous ne pouvez prendre cette décision impulsivement. Vous devez vous engager et vous préparer. En partie, cette préparation consiste à déterminer si le moment est propice, et s'il ne l'est pas, mieux vaut ne pas plonger. Pour réussir, il faut être prêt mentalement à relever ce défi. Posez-vous ces questions :

- *À l'heure actuelle, est-ce que j'ai la motivation nécessaire pour modifier mes habitudes de vie?* Soyez honnête. Savoir que vous devez apporter des changements et être prêt à relever le défi sont deux choses différentes.

- *Comment est ma vie actuelle et que sera-t-elle dans les prochains mois?* Sachez que vous risquez d'échouer si vous tentez de modifier vos habitudes de vie au moment où des problèmes majeurs vous tracassent, qu'il s'agisse de votre mariage, votre emploi, vos finances ou vos enfants. Avant de commencer, prenez le temps qu'il faut pour que les choses se calment. Modifier vos habitudes de vie afin d'atteindre et conserver votre poids santé doit être votre première priorité.

- *Les objectifs que je me suis fixés pour maigrir sont-ils réalistes?* Rappelez-vous, perdre seulement de 5 à 10% de votre poids peut être bénéfique pour votre santé. Ne voyez pas trop grand. Travaillez à perdre 2,5 kg (5 lb) à la fois. Le fait que vous portiez des vêtements de taille 6 ou des jeans 28 lorsque vous étiez étudiant ne signifie pas que ce serait idéal pour vous aujourd'hui. Tentez d'atteindre le poids que vous avez facilement conservé lorsque vous étiez jeune adulte. Si vous avez toujours été corpulent, visez un poids qui améliorerait votre pression artérielle, vos taux de cholestérol, votre énergie et votre sommeil.

- *Est-ce que je crois réellement qu'il est préférable de maigrir lentement?* Vous désirez perdre environ 1 kg (2 lb) par semaine, une perte qui peut sembler très lente dans notre culture où la gratification doit être immédiate.

plus de calories en maintenant la masse musculaire. Ils offrent également de nombreux autres bénéfices dont une capacité plus grande d'accomplir les tâches quotidiennes, un meilleur équilibre et une réduction du risque d'ostéoporose.

- Désolé pour vous, mais seulement 2% des obèses souffrent d'un désordre métabolique ou d'un déséquilibre hormonal. Si vous croyez être dans ce 2%, consultez votre médecin sans tarder, mais n'utilisez pas votre métabolisme comme excuse.

Mais, en faisant de l'amélioration de votre santé votre objectif à long terme, le temps devient moins important.

- *Est-ce que je dispose du temps nécessaire pour tenir un journal sur ma consommation alimentaire et mon activité physique?* Des études démontrent que le fait d'en prendre note augmente vos chances de réussite.

- *Ma famille et mes amis soutiendront-ils mes efforts?* Vous avez besoin d'alliés. Si vous n'avez personne, songez à rencontrer régulièrement un nutritionniste ou à vous inscrire à un programme d'amaigrissement de groupe.

- *Est-ce que je souhaite améliorer ma santé ou simplement mieux paraître?*

- *Est-ce que modifier mes habitudes alimentaires est vraiment possible? En suis-je capable?*

- *Suis-je prêt à augmenter mon niveau d'activité physique et trouver les moyens d'y parvenir?* Bouger davantage est essentiel pour réussir à diminuer son poids et le conserver.

- *Est-ce que j'ai un trouble alimentaire ou d'autres problèmes émotionnels pour lesquels une aide professionnelle me serait utile avant d'entreprendre cette démarche?* Si vous avez tendance à vous gaver puis à vous purger, vous priver de nourriture ou exagérer lorsque vous faites de l'exercice, ou si vous êtes déprimé ou anxieux, il serait peut-être souhaitable de demander une aide professionnelle.

- *Suis-je disposé à analyser mes réussites et mes échecs passés, en regard d'une perte de poids ou d'autres aspects de ma vie, afin de découvrir ce qui me motive et me pousse à travailler et ce qui m'empêche de réussir?*

- *Est-ce que j'ai la conviction qu'atteindre et conserver mon poids santé est une entreprise qui dure toute la vie et exige que je modifie mon comportement, mes habitudes alimentaires et mon niveau d'activité physique, et suis-je prêt à m'engager dans ce sens?*

- *Suis-je persuadé que perdre du poids peut être une expérience positive, et même agréable?*

En réalité, si vous êtes obèse, il est fort probable que votre poids élève votre métabolisme et qu'il brûle plus de calories au repos que celui de vos amis minces et sveltes.

Calories vs volume

Le surpoids des Occidentaux s'explique facilement par les nombreux appareils et technologies qui diminuent leur activité physique, tels les ascenseurs, voitures, contrôleurs à distance, etc., et l'énorme quantité d'aliments riches qu'ils consomment. En plus d'être riches, ces aliments sont mauvais pour la santé.

Dans les dernières années, la popularité des aliments à teneur réduite en matières grasses a augmenté, mais les gens ont ajouté du sucre pour en améliorer le goût et cru pouvoir les manger sans limite. L'augmentation annuelle de la consommation moyenne de sucre par habitant est passée de 57,6 kilos (127 lb) en 1986 à 68,9 kilos (152 lb) en 1996, ce qui représente 188 400 kilojoules (45 000 calories) par année.

Ironiquement, malgré ces calories en plus, les gens ont toujours faim. Il semble évident que la satisfaction semble davantage liée au volume et au poids des aliments qu'au nombre de calories. En d'autres mots, parce que les fruits, légumes et autres aliments riches en fibres sont plus volumineux que les aliments riches en matières grasses ou les aliments à faible teneur en gras, ils procurent une plus grande satisfaction, sans ajouter de calories.

Pensez-y, vous pouvez manger 10 à 15 pommes de grosseur moyenne, 10 ou 11 têtes de laitue ou 35 tasses de 250 ml (8 oz) de haricots verts pour obtenir un nombre de calories égal à celui de 170 g (6 oz) de beurre ou 5 tablettes de chocolat de 42,5 g (1-1/2 oz) chacune. Il en est de même d'autres aliments riches non seulement en matières grasses mais aussi en calories concentrées, tel le sucre. Si vous additionnez votre consommation quotidienne de matières grasses et de sucre, provenant non seulement du beurre et du chocolat mais aussi des aliments préparés, des produits laitiers, des viandes, des friandises et des produits faibles en gras mais riches en sucre, quelle quantité prenez-vous alors réellement?

Manger des aliments riches en matières grasses, en calories et en sucre étant une habitude que vous avez acquise, vous pouvez également la perdre. Et le plus important, c'est que vous pouvez apprendre à manger plus sainement.

Bonne route

En lisant ce livre, vous constaterez que nous vous donnons des conseils très pratiques sur tout, de l'établissement de votre poids santé à l'élaboration d'une diète et d'un programme d'activité physique, l'identification des obstacles que vous rencontrerez pour atteindre votre objectif et la façon de vous motiver. Considérez ce livre comme votre entraîneur personnel.

Vous avez sûrement pris connaissance des statistiques concernant le très petit nombre de personnes qui ont réussi à perdre du poids sans le reprendre. Oubliez-les. Il faut bien admettre que malgré ces statistiques, de nombreuses personnes ont réussi. Il est certain que vous relevez un défi de taille, et peut-être l'un des plus difficiles, mais vous n'êtes pas n'importe qui. Avec de bonnes connaissances, une attitude positive et un bon programme, vous pouvez réussir.

De plus, lorsque vous serez en meilleure forme et aurez plus d'énergie, découvrirez la joie de bouger, et apprécierez le plaisir de vous nourrir pour être en santé, vous réaliserez l'aspect très agréable de votre engagement. En mettant l'accent sur votre santé, vos nouvelles habitudes feront disparaître les kilos superflus. Même si vous n'atteignez pas le poids que des canons discutables ont idéalisé, vous serez en meilleure santé.

Cependant, n'oubliez jamais qu'il ne s'agit pas d'une recette miracle. Tout concept promettant des résultats rapides et faciles ou une perte de poids sans modification des habitudes de vie est un leurre. Ignorez-le. Si votre désir d'atteindre et de conserver un poids santé est réel, n'accordez aucune attention aux régimes à la mode, suppléments herbacés, repas liquides, thés ou autres potions promettant d'aider à brûler les calories. Votre principale préoccupation est votre santé, et des habitudes de vie saines sont l'unique secret d'une bonne santé.

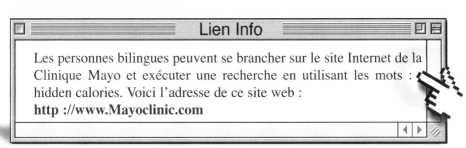

Lien Info

Les personnes bilingues peuvent se brancher sur le site Internet de la Clinique Mayo et exécuter une recherche en utilisant les mots : hidden calories. Voici l'adresse de ce site web :
http ://www.Mayoclinic.com

Être en contrôle

Au cours de l'année qui a précédé ma décision de maigrir, je ne contrôlais plus grand chose dans ma vie. Maigrir me permettait d'exercer un certain contrôle.

Entre autres, ce qui m'a permis de continuer était la décision que nous avions prise de le faire ensemble, mes compagnes de travail, ma sœur et moi. Nous nous apportions mutuellement beaucoup de soutien et cela agrémentait cette entreprise.

J'ai adhéré aux Weight Watchers, assisté aux réunions et tenu un journal des aliments consommés. Ces activités me réconfortaient et essayer de nouvelles recettes était agréable. Je suis devenue de plus en plus motivée lorsque des personnes ont commencé à constater certains résultats.

J'ai assisté à un mariage 2 ou 3 semaines après mon adhésion au programme. J'avais d'abord décidé de commencer à suivre le programme seulement après ce mariage. Mais j'ai été en mesure de le respecter et de m'amuser quand même.

Peu après, j'ai visité la Suisse pendant 3 semaines. Dans ce pays, j'avais un peu plus de difficulté à respecter ma diète, mais j'étais consciente de ce que je mangeais et parce que je marchais énormément, j'ai quand même perdu quelques kilos.

Avec un choix judicieux d'aliments et en marchant 30 minutes, 4 ou 5 fois par semaine, j'ai perdu 23 kilos (50 lb) plus ou moins en 11 mois. À cette époque, mes beaux-parents vivaient dans une maison pour personnes retraitées. Je profitais de ma période d'exercice pour aller les visiter. J'ai servi les petits-déjeuners à cet endroit pendant 4 mois. Au lieu d'utiliser un chariot pour transporter les breuvages aux tables, je servais deux verres à la fois, faisant l'aller-retour aussi souvent que nécessaire, disant à tous que c'était ma façon de faire de l'exercice.

J'étais une mangeuse stressée. Lorsque je subissais un stress, je croyais que le chocolat m'aidait. Il m'arrive encore de compenser avec du chocolat, mais maintenant, je me contente d'une bouchée, et non pas une boîte. Je me dis : «Rien ne m'oblige à faire cela».

Aujourd'hui, je sens que je contrôle mieux ma vie. Perdre du poids m'a procuré des bénéfices, tant mentalement que physiquement.

Maryse
Rimouski, Québec

Préparez-vous. Vivre sainement engage votre vie. Soyez patient et découvrez le plaisir de vivre en bonne forme physique.

Chapitre 2

Embonpoint ou obésité?

- **Ne soyez pas trop sévère envers vous-même.**

- **Si vous n'avez pas la taille d'un mannequin, n'essayez pas de l'obtenir.**

- **L'indice de masse corporelle et le tour de taille sont des indicateurs fiables du poids santé.**

S i vous lisez ces pages, peut-être faites-vous de l'embonpoint. Avant de décider si vous êtes trop gros, selon les normes médicales, rappelez-vous que la plupart des personnes vues dans les médias ne reflètent pas la réalité. Les mannequins du monde de la mode et les stars du cinéma sont incroyablement minces, et vous ne devriez pas rêver ou tenter de leur ressembler. Votre objectif consiste à atteindre un poids santé qui améliore votre bien-être et réduit les risques de maladies associées à l'embonpoint et à l'obésité.

Obésité

En termes simples, disons que l'obésité est un surplus de masse corporelle important causé par un excès de tissu adipeux. Traditionnellement, l'embonpoint était défini comme étant un poids supérieur à celui apparaissant sur un tableau en fonction de la taille. Cependant, ce tableau ne tient pas compte des différences dans la composition de la masse corporelle, tel le cas d'un athlète dont le poids dépasse souvent ces normes en raison de son développement musculaire ou de sa forte structure osseuse, et non pas d'un excès de tissu adipeux.

La masse de tissu adipeux est un meilleur indicateur de l'état de santé que le poids.

Chez les adultes en santé, les taux acceptables de tissu adipeux vont de 18 à 23% pour un homme, et de 25 à 30% pour une femme. Toutefois il ne suffit pas de monter sur un pèse-personne pour le savoir, car s'il indique la masse corporelle, il ne renseigne ni sur la partie du poids constituée de tissu adipeux, ni sur l'endroit où il se loge, deux facteurs plus importants que le poids seul pour déterminer le risque qu'il représente pour la santé. L'analyse du tissu adipeux doit être faite par un professionnel qui utilise des méthodes d'évaluation fiables, telles les mesures de l'épaisseur des plis cutanés ou l'impédance bioélectrique. Toutefois, toutes les méthodes ne sont qu'approximatives, et plus vous êtes âgé et plus vous êtes gras, plus les mesures peuvent être inexactes.

Le poids est couramment utilisé pour déterminer un risque pour la santé parce qu'il est plus facile à mesurer que le tissu adipeux.

Indice de masse corporelle

En 1998, la principale institution fédérale américaine de recherche en santé, le National Institutes of Health, a établi un nouveau système de classification de l'embonpoint et de l'obésité, basé sur l'indice de masse corporelle (IMC). L'IMC est une méthode qui prend en considération le poids et la taille pour déterminer si le pourcentage de gras corporel est sain ou malsain. Il constitue une meilleure évaluation du tissu adipeux et des risques pour la santé que le pèse-personne de la salle de bain ou les normes des tableaux poids-taille.

Pour déterminer votre indice de masse corporelle, vous n'avez qu'à trouver votre taille dans le tableau de la page 27 et suivre la ligne horizontale correspondante jusqu'au poids qui se rapproche le plus du vôtre. Regardez ensuite l'indice de masse corporelle apparaissant en tête de colonne. Les gens ayant un IMC se situant entre 18,5 et 24,9 sont considérés comme étant les plus en santé. On considère que ceux qui ont un IMC de 25 à 29,9 font de l'embonpoint. Les personnes dont l'IMC est de 30 ou plus sont obèses.

Si votre IMC est de 25 ou plus, perdre quelques kilos améliorerait votre état de santé et réduirait le risque de maladies reliées au poids. Par contre, s'il se situe entre 19 et 24, vous ne gagneriez probablement rien à maigrir. Vous pouvez conserver votre poids en maintenant des habitudes de vie saines, une diète équilibrée et nutritive et des activités physiques régulières. Réévaluez votre IMC au moins tous les deux ans, et parlez à votre médecin ou votre soignant si vous constatez des changements significatifs dans un sens ou l'autre. Si votre IMC tombe sous la marque de 19, votre poids est probablement trop faible. Demandez alors à votre médecin d'évaluer votre poids et votre état de santé.

L'indice de masse corporelle est un outil utile pour surveiller les progrès réalisés dans la maîtrise de votre poids. Afin de suivre tout

IMC	POIDS SANTÉ		EMBONPOINT		OBÉSITÉ			
	19	24	25	29	30	35	40	45
TAILLE (mètres)	POIDS EN KILOGRAMMES							
1,47	41,2	52,1	53,9	62,5	64,8	75,7	86,6	97,5
1,49	42,6	53,9	56,2	64,8	67,1	78,4	89,8	100,6
1,52	43,9	55,7	58,0	67,1	69,4	81,1	92,5	104,3
1,54	45,3	57,6	59,8	69,4	71,6	83,9	95,7	107,9
1,57	47,1	59,4	61,6	71,6	74,3	86,6	98,8	111,5
1,60	48,5	61,2	63,9	73,9	76,6	89,3	102,0	115,2
1,62	49,8	63,5	65,7	76,6	78,9	92,5	105,2	118,8
1,65	51,7	65,3	68,0	78,9	81,6	95,2	108,8	122,4
1,67	53,5	67,1	70,3	81,1	84,3	97,9	112,0	126,1
1,70	54,8	69,4	72,1	83,9	86,6	101,1	115,6	130,1
1,72	56,7	71,6	74,3	86,1	89,3	104,3	118,8	133,8
1,75	58,0	73,4	76,6	88,9	92,0	107,0	122,4	137,8
1,77	59,8	75,7	78,9	91,6	94,8	110,2	126,1	141,9
1,80	61,6	78,0	81,1	94,3	97,5	113,4	129,7	146,0
1,82	63,5	80,2	83,4	96,6	100,2	117,0	133,3	150,1
1,85	65,3	82,5	85,7	99,3	102,9	120,2	136,9	154,2
1,87	67,1	84,3	87,9	102,0	105,6	123,3	141,0	158,7
1,90	68,9	87,0	90,7	105,2	108,8	126,5	144,6	162,8
1,93	70,7	89,3	92,9	107,9	111,5	130,1	148,7	167,3

changement de près, vous pouvez calculer votre IMC exact de la façon suivante :

Système impérial

Étape 1 : Multipliez votre poids en livres par 0,45
           Exemple, si vous pesez 200 livres : 200 x 0,45 = 90

Étape 2 : Multipliez votre taille en pouces par 0,025
           Exemple : si vous mesurez 5'6" (66 pouces) :
           66 x 0,025 = 1,65

Étape 3 : Calculez le carré de la réponse obtenue à l'étape 2
           (1,65 x 1,65 = 2,72)

Étape 4 : Divisez la réponse obtenue à l'étape 1 par celle obtenue
           à l'étape 3. C'est votre IMC.
           (90 / 2,72 = 33)

Système métrique

Votre IMC est obtenu en divisant le poids en kilos par la grandeur (taille) en mètre au carré.

Exemple : si votre taille est de 1,5m et votre poids de 50 kg :
$$IMC = \frac{Poids\ (kg)}{Taille\ (m)^2} \qquad 50\ kg \div (1,5\ m\ x\ 1,5\ m) = 22$$

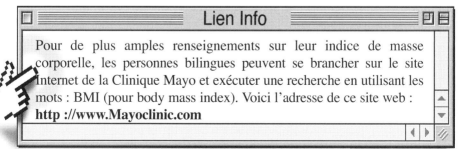

Lien Info

Pour de plus amples renseignements sur leur indice de masse corporelle, les personnes bilingues peuvent se brancher sur le site Internet de la Clinique Mayo et exécuter une recherche en utilisant les mots : BMI (pour body mass index). Voici l'adresse de ce site web :
http ://www.Mayoclinic.com

Tour de taille

Votre tour de taille est une autre mesure utile pour déterminer les risques pour la santé reliés au poids. Il indique où se loge la plus grande partie du tissu adipeux. L'accumulation du tissu adipeux autour de la taille est associée à un risque plus élevé de maladie coronarienne, d'hypertension, de diabète, d'accident vasculaire cérébral et de certains cancers (voir les pages 42 à 46).

Pour savoir si vous avez un surplus de masse corporelle autour de l'abdomen, mesurez votre tour de taille. Trouvez les points les plus élevés des os iliaques formant le bassin, et mesurez le tour de votre corps en passant juste au-dessus de ces points. Une mesure supérieure à 102 cm (40 ") pour les hommes et à 88 cm (35") pour les femmes signifie un risque plus grand pour la santé. Si votre IMC est de 25 ou plus, le risque est encore plus élevé. Bien que ces mesures de 102 et 88 cm (40 et 35") constituent un guide utile, elles n'ont rien de magique. Plus le tour de taille est élevé, plus le risque est grand.

Si votre IMC est de 35 ou plus, il est probable que votre tour de taille dépasse la mesure prévue pour votre sexe.

Êtes-vous à risque?

VOTRE IMC	VOTRE TOUR DE TAILLE			
	Femme		Homme	
	Moins de 88 cm (35")	Plus de 88 cm (35")	Moins de 102 cm (40")	Plus de 102 cm (40")
25 to 29.9	Accru	Élevé	Accru	Élevé
30 to 34.9	Élevé	Très élevé	Élevé	Très élevé
35 to 39.9	Très élevé	Très élevé	Très élevé	Très élevé
40 or higher	Extrêmement élevé	Extrêmement élevé	Extrêmement élevé	Extrêmement élevé

Si votre IMC se situe entre 18,5 et 24,9 votre poids ne constitue pas un risque pour votre santé. S'il dépasse 25, le risque de complications graves pour votre santé est accru.

Êtes-vous trop maigre?

Un indice de masse corporelle (IMC) se situant entre 18,5 et 25 représente généralement un poids santé. Mais qu'en est-il s'il est inférieur à 18,5? C'est peut-être une question d'hérédité. Vous pouvez avoir de la difficulté à prendre du poids sans que ce soit surtout du tissu adipeux, ce qui n'améliorerait pas votre santé. Considérez ces points :

Avez-vous des antécédents de perte inexpliquée de poids? Si oui, voyez votre médecin, car une évaluation médicale peut être requise.

Souffrez-vous d'une pathologie quelconque ou prenez-vous des médicaments susceptibles de causer une perte de poids?

Tout comme pour perdre du poids, en gagner exige aussi une diète et de l'exercice. Si vous devez prendre du poids, voici de quelle façon vous devriez commencer :

Entreprenez un programme régulier d'exercices avec poids et haltères. Ils vous aideront à augmenter votre masse musculaire et non le tissu adipeux.

Choisissez des aliments sains très caloriques, tels les noix, graines et fruits séchés. Ajoutez du lait en poudre sans gras à des aliments tels que le lait écrémé, le gruau, le chocolat chaud, la salade de thon ou de poulet et la purée de pommes de terre. Utilisez de l'huile d'olive ou de canola pour la cuisson, dans des recettes ou comme base des vinaigrettes à salade.

Suivez les progrès que vous faites et informez votre soignant de vos changements de poids et de vos habitudes de vie.

Chapitre 3

Causes
de l'obésité

Mémo

- **Des facteurs génétiques peuvent prédisposer à l'obésité.**

- **En fin de compte, votre diète et votre activité physique déterminent votre poids.**

- **Vous prenez du poids lorsque vous ingérez plus de calories que vous n'en brûlez.**

D ans les dernières années, les taux d'obésité ont augmenté de façon alarmante dans les pays développés. Cette tendance se manifeste aussi dans les pays en voie de développement au fur et à mesure qu'ils s'industrialisent. La disponibilité plus grande des aliments, plus spécialement ceux que l'on considère fortement caloriques, associée à la pression du marketing, l'habitude de trop manger et un style de vie sédentaire contribuent grandement à la prévalence de l'embonpoint et de l'obésité que nous constatons en Occident et partout dans le monde.

L'obésité est une maladie chronique qui émane d'une interaction complexe des gènes et de l'environnement. Notre compréhension du développement de l'obésité et des raisons de son développement est incomplète, mais implique une combinaison de facteurs sociaux, culturels, comportementaux, physiologiques, métaboliques et génétiques.

Gènes

Les gènes peuvent prédisposer à l'embonpoint et à l'obésité, mais en définitive, c'est vraiment votre diète et votre activité physique qui déterminent votre poids. À long terme, trop de calories, une vie sédentaire ou une combinaison des deux conduisent à l'obésité.

Lorsque vous absorbez plus de calories que vous n'en brûlez, vous engraissez. Bien que son influence sur votre poids soit moins grande que vos comportements, l'hérédité joue un rôle dans le développement de l'obésité.

Cependant, votre hérédité ne vous prédestine pas nécessairement à être gros. Vos gènes peuvent faciliter la prise de poids en affectant le rythme auquel votre corps accumule les matières grasses et la façon dont il les emmagasine.

Des antécédents familiaux d'obésité augmentent d'environ 30% le risque d'obésité. Les autres facteurs de risque, votre diète et votre activité physique, sont aussi fortement influencés par votre famille.

À cause de l'hérédité, perdre du poids peut être plus difficile que pour une autre personne dont les ancêtres étaient minces. Mais tout comme les gènes ne peuvent garantir que vous serez atteint de diabète ou de cancer, ils ne vous condamnent pas davantage à l'embonpoint. Peu importe vos gènes, c'est en fin de compte votre choix d'aliments et votre niveau d'activité qui déterminent votre poids.

Diète

Les Occidentaux mangent plus que jamais au restaurant. Ils consacrent environ 44% de leur budget à des repas pris à l'extérieur de la maison. Les restaurants à service rapide offrant une grande variété d'aliments très caloriques pullulent partout, et les portions gargantuesques sont de mise. De nombreux restaurants, non pas uniquement ceux à service rapide, tentent d'attirer la clientèle et concurrencer les autres établissement en augmentant la grosseur de leurs portions. Cependant, plus gros ne signifie pas toujours meilleur. En fait, c'est rarement le cas.

Devenus une autre source quotidienne importante de calories, même les repas pris à la maison sont riches en matières grasses et en calories. À quantité égale, le gras fournit plus du double de calories que les hydrates de carbone ou les protéines. Cette différence énergétique explique sans doute la raison pour laquelle les matières grasses favorisent une prise de poids.

Les aliments et breuvages à forte teneur en sucre contribuent aussi souvent à la prise de poids. Les boissons gazeuses, les friandises et les desserts sont remplis de calories vides, ce qui signifie qu'à part l'énergie, ils ne procurent que peu, sinon aucun nutriment. Ayant une forte valeur énergétique, les aliments riches en matières grasses et en sucre contribuent à l'obésité.

Les aliments transformés, la plupart de ceux qui ne sont pas vendus frais, comportent souvent des gras et sucres cachés, lesquels sont ajoutés pour les conserver et/ou en rehausser la saveur. Le flot incessant des nouveaux produits alimentaires apparaissant dans les épiceries, combiné à des tactiques de marketing sophistiquées et agressives dans les médias, les supermarchés et les restaurants, favorisent la consommation de calories. L'abondance des aliments dans les pays occidentaux encourage également la surconsommation de nourriture.

Que signifie diète?

Vous avez entendu le mot *diète* toute votre vie, mais que signifie-t-il vraiment? Quel sens lui donne-t-on dans ce livre? De nombreuses personnes l'utilisent en parlant de régime amaigrissant. Vous avez entendu et peut-être même dit : «Non merci, je suis à la diète.» En fait, toute personne qui mange des aliments a une diète. Le mot *diète* est un terme général qui décrit simplement les aliments que vous mangez. Les professionnels de la santé l'utilisent le plus souvent de cette façon. Lorsque vous voyez le mot *diète* dans ce livre, il est utilisé pour décrire les aliments que vous mangez et ne signifie pas «régime amaigrissant».

Activité physique

L'inactivité caractérise les Occidentaux, plus de 60% d'entre eux ne faisant pratiquement aucun exercice physique. Et c'est bien malheureux. L'exercice est efficace pour contrer l'obésité, mais la plupart des gens n'utilisent pas ce moyen de prévention. Autrefois, l'effort physique était lié aux professions et aux styles de vie. L'automatisation et autres technologies ont énormément réduit l'activité physique, vous empêchant ainsi de brûler les calories excédentaires. À cause des commodités dont nous jouissons, voitures, ordinateurs, ascenseurs et autres appareils, il est aujourd'hui nécessaire d'incorporer sciemment l'activité physique à sa vie quotidienne.

Les personnes corpulentes ont habituellement une activité physique inférieure à celle des gens ayant un poids santé qui, par un programme structuré d'exercices physiques ou par les simples activités de leur vie quotidienne, ont tendance à s'activer davantage. Cependant, l'inactivité n'est pas toujours la cause de l'embonpoint ou de l'obésité, et peut parfois en être le résultat. Sans activité physique, vous constatez une baisse graduelle de votre capacité à vous livrer à des exercices exigeant un effort physique. Vous perdez de la force, de l'endurance et de la flexibilité, et les activités de la vie quotidienne deviennent alors de plus en plus difficiles.

Êtes-vous une personne sédentaire?

Vous êtes sédentaire si :
- vous êtes assis presque toute la journée;
- vous marchez rarement plus que le tour du pâté de maisons;
- vous avez des activités de loisir n'exigeant pas de déplacements;
- vous avez un emploi qui vous contraint à l'inactivité;
- vous ne faites pas 20 à 30 minutes d'exercice physique au moins une fois par semaine.

Gènes et style de vie

Si vous n'êtes pas encore convaincu que votre mode de vie, ce que vous mangez et votre niveau d'activité physique, influence bien davantage votre poids que vos gènes, pensez à ceci. Les Chinois vivant en Amérique du Nord présentent des taux plus élevés de maladies chroniques que les Chinois vivant en Chine. Afin de l'expliquer, les chercheurs ont comparé les habitudes alimentaires, les taux d'activité physique, la taille et le poids des Chinois nord-américains avec ceux des adultes en Chine. Ils ont démontré que, même si la plupart des adultes chinois vivant en Amérique du Nord sont nés en Asie, leur style de vie est différent de ceux vivant en Asie.

Les Chinois d'Asie consomment beaucoup plus de calories que les Chinois nord-américains et malgré tout, leur pourcentage de calories provenant des matières grasses est beaucoup plus faible, ils sont moins lourds et plus minces. Leur diète se compose principalement de végétaux, et 90% de leurs protéines ne sont pas de source animale. Ils consacrent plus de temps à des activités exigeantes, comme se déplacer à vélo et marcher au lieu de faire des exercices comme tels, et passent moins de temps assis que les Chinois nord-américains.

Des études ont également démontré que plus longtemps les adultes chinois vivent en Amérique du Nord, plus ils passent de temps assis au cours de la journée et plus leur diète devient typiquement nord-américaine. Il en résulte une augmentation du taux des maladies chronique reliées à la diète et au manque d'activité physique, telles les maladies cardiaques et plusieurs cancers.

	Diète Nord-Américaine Typique	Diète traditionnelle Chinoise
Kilojoules (calories) par jour	2000	2600
Matières grasses (% du total des kJ (cal))	35%	22%
Protéines (% du total des kJ (cal))	18%	9%
Hydrates de carbone (% du total des kJ (cal))	48%	65%
Fibres (grammes par jour)	14	33

(Les pourcentages ayant été arrondis, le total n'est pas de 100.)

Pendant plusieurs années, on a cru qu'une personne devait faire des exercices vigoureux pour être en forme et améliorer sa santé. En conséquence, les gens ont développé une attitude de «tout ou rien» face à l'exercice. Vers 1995, les organismes de santé et de prévention, de même que les cardiologues et les spécialistes de la médecine sportive de différents pays, ont émis de nouvelles recommandations. Elles mettaient l'accent sur l'activité plutôt que sur l'intensité, parce que des études avaient démontré que des formes moins vigoureuses d'activité pouvaient aussi améliorer la santé. Le mot *activité* a également prévalu sur celui d'*exercice* parce que pour de trop nombreuses personnes, faire de l'exercice impliquait un programme répétitif planifié. Il n'est pas nécessaire qu'une activité soit structurée pour être bénéfique.

Idéalement, il faut environ 30 minutes d'activité physique d'intensité modérée chaque jour. Pour obtenir des résultats similaires, les activités de plus faible intensité exigent une durée plus longue. Au cours de la journée, il peut être plus facile d'avoir plusieurs activités différentes que de prévoir une période de 30 minutes d'exercices physiques structurés dans un horaire chargé. Les exercices physiques officiels brûlent plus efficacement les calories, mais exigent une meilleure planification. L'activité physique à travers les occupations quotidiennes réclame moins d'engagement en termes de temps, lorsque vous considérez que vous pouvez accumuler des périodes d'activité de 5 à 10 minutes. Trois périodes d'activité physique modérée, d'une durée de 10 minutes, rapportent presque autant de bénéfices pour la santé en général qu'une séance de 30 minutes.

Maîtrise de la masse corporelle

Savez-vous de quelle façon les aliments se transforment en énergie? Les aliments contiennent différents nutriments, certains fournissant de l'énergie alors que d'autres aident le corps à l'utiliser. Hydrates de carbone, protéines, matières grasses ou alcool, tous fournissent de l'énergie. Pour bien fonctionner, votre corps a besoin chaque jour d'une certaine quantité d'énergie qu'il retire des hydrates de carbone, des protéines et des matières grasses. Autant l'énergie fournie par les aliments que celle dont le corps a besoin se mesurent en kilojoules ou calories.

De l'énergie sous différentes formes

Les hydrates de carbone, les protéines et les matières grasses provenant des aliments, de même que l'alcool de certaines boissons, fournissent des kilojoules ou calories. À poids égal, les matières grasses fournissent deux fois plus de kilojoules ou calories que les hydrates de carbones ou les protéines. C'est la raison pour laquelle réduire l'ingestion de matières grasses est un moyen efficace pour diminuer le nombre des kilojoules ou calories absorbés.

Nutriment	Kilojoules (calories) par gramme
Hydrates de carbone	17 (4)
Protéines	17 (4)
Matières grasses	38 (9)
Alcool	29 (7)

(Un gramme est approximativement le poids d'un petit trombone à papier.)

Les aliments riches en matières grasses sont également élevés en kilojoules ou calories parce le gras est la source d'énergie la plus concentrée. Comparativement aux hydrates de carbone et aux protéines, lesquels fournissent environ 17 kJ (4 cal) par gramme, les matières grasses ajoutent rapidement des kilojoules ou calories, soit 38 kJ (9 cal) par gramme. Une diète favorisant la santé et contribuant à l'atteinte et au maintien d'un poids santé équilibre l'apport calorique et la dépense énergétique, et se compose d'hydrates de carbone, de protéines, de gras et autres nutriments.

Équilibre énergétique

Votre poids est déterminé par votre équilibre énergétique. Si vous absorbez plus de kilojoules ou calories que vous en brûlez, vous engraissez. Si par l'activité physique vous brûlez plus de calories que vous en absorbez, vous maigrissez. Si vous brûlez autant de calories que vous en absorbez, votre poids demeure stable. L'équilibre énergétique est le principe de base de la maîtrise du poids.

Le nombre de calories dont vous avez besoin chaque jour dépend de nombreux facteurs, dont l'embonpoint, l'obésité, un poids insuffisant ou un poids santé, de même que votre niveau d'activité physique.

Il faut environ 14 700 kilojoules (3 500 calories) excédentaires pour prendre 0,45 kg (1 lb) de graisse. Par contre, si votre corps utilise 14 700 kilojoules (3 500 calories) de plus que ceux absorbés, vous perdez 0,45 kg (1 lb) de graisse. Maigrir exige un déficit énergétique constant. Vous pouvez créer ce déficit de deux façons : en absorbant moins de calories ou en augmentant la dépense énergétique par l'activité physique. Le moyen le plus efficace de maigrir consiste à combiner les deux.

Une perte de poids lente et régulière est plus sécuritaire et a plus de chances d'être permanente. Il faut du temps pour briser de vieilles habitudes et en acquérir de nouvelles. En modifiant graduellement vos habitudes alimentaires et votre activité physique, vous serez plus enclin à conserver vos nouvelles habitudes.

Problèmes médicaux

Comme la génétique, les facteurs métaboliques et endocriniens ne contribuent qu'à un faible pourcentage des taux d'embonpoint et d'obésité. On a pu identifier un désordre métabolique, telle une hypothyroïdie, le syndrome de Cushing ou autres déséquilibres hormonaux, que dans moins de 2% des cas d'obésité. Un faible taux du métabolisme est aussi rarement une cause d'obésité. En réalité, le taux du métabolisme est plus élevé chez les personnes obèses, et elles brûlent plus de calories que les gens élancés de même taille.

Autres facteurs

Sexe. Le tissu musculaire utilise plus d'énergie que le tissu adipeux. Parce que les hommes ont plus de tissu musculaire, au repos, ils brûlent entre 10 et 20% plus de calories que les femmes.

Âge. Avec l'âge, le tissu musculaire a tendance à diminuer, et le tissu adipeux représente alors un plus fort pourcentage de la masse corporelle. Cette masse musculaire plus faible entraîne une diminution du taux du métabolisme. Le taux du métabolisme diminue aussi avec l'âge. Ensemble, ces changements réduisent les besoins caloriques. Si vous ne diminuez pas votre ingestion de calories en vieillissant, vous êtes susceptible de prendre du poids.

Tabagisme. Les fumeurs ont tendance à engraisser lorsqu'ils cessent de fumer. Un gain de poids de 2,7 à 3,6 kilos (6 à 8 livres) est courant. Ce gain de poids est peut-être partiellement dû à la capacité qu'a la nicotine d'élever le taux du métabolisme. Lorsque les gens cessent de fumer, ils brûlent moins de calories. Fumer affecte aussi la perception sensorielle du goût. Les anciens fumeurs prennent souvent du poids parce qu'ils mangent davantage lorsqu'ils cessent de fumer, leur nourriture ayant meilleur goût et une odeur plus attirante.

Grossesse. À chaque accouchement, le poids d'une femme augmente en moyenne de 1,8 à 2,7 kilos (4 à 6 lb). Ce gain de poids peut contribuer à l'embonpoint et l'obésité chez la femme.

Médicaments. Les corticostéroïdes et les antidépresseurs tricycliques, en particulier, peuvent conduire à un gain de poids.

Maladie. Des problèmes médicaux diminuant l'activité physique peuvent favoriser un gain de poids.

Nouvelles encourageantes

Bien que l'obésité soit causée par la combinaison de nombreux facteurs, ses causes les plus notoires sont une mauvaise diète et le manque d'activité physique. C'est encourageant parce qu'il est possible de modifier les deux, diète et activité physique. En adoptant de saines habitudes de nutrition et d'activité physique, vous pouvez perdre du poids et améliorer votre état de santé. Il a été démontré que même une faible diminution de 5 à 10% de la masse corporelle réduit le risque des maladies associées à l'obésité. Dans le chapitre 4, vous vous renseignerez sur ces pathologies et apprendrez à déterminer si votre poids représente un risque pour votre santé.

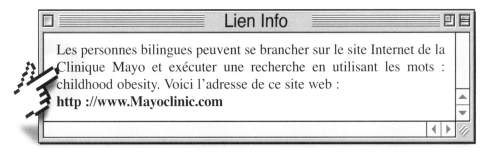

Lien Info

Les personnes bilingues peuvent se brancher sur le site Internet de la Clinique Mayo et exécuter une recherche en utilisant les mots : childhood obesity. Voici l'adresse de ce site web :
http ://www.Mayoclinic.com

Chapitre 4

Risques pour la santé

Mémo

- **L'obésité présente un risque grave pour la santé.**

- **Le surplus de poids abdominal présente un risque encore plus grave.**

- **Même une faible diminution de poids réduit les risques de problèmes de santé reliés au surpoids.**

L e corps possède une capacité quasi illimitée d'emmagasiner le gras, grâce à ses 30 à 40 millions d'adipocytes, des cellules spécialisées dans le stockage des lipides ou matières grasses, ce qui peut profondément affecter votre santé. Chacune de ces cellules ressemble à un ballon increvable, apte à se dilater et se dégonfler selon l'équilibre énergétique du corps. Lorsque vous ingérez des calories sans besoin énergétique immédiat, votre corps les emmagasine sous forme de lipides. Par contre, si vous en absorbez moins que le minimum requis pour conserver votre niveau d'activité, votre corps extrait et utilise l'énergie emmagasinée dans les adipocytes ou cellules adipeuses.

L'excès de lipides est associé à bon nombre de risques pour la santé. Généralement, plus l'obésité est importante, plus le risque est élevé. Maigrir contribue à prévenir ou réduire le risque de maladie.

La recherche démontre que même une faible diminution de poids de 5 à 10% peut améliorer votre santé.

Problèmes de santé reliés au surplus de poids

Les gens ayant un surplus de poids, embonpoint ou obésité, sont plus susceptibles de développer des problèmes de santé. Des études prouvent que le risque de développer les conditions décrites dans ce chapitre augmente en même temps que l'indice de masse corporelle.

Atteindre un poids santé n'est pas seulement une question d'apparence physique. Adopter un style de vie, comportant de saines habitudes d'alimentation et d'activité physique, peut réduire le risque d'une maladie grave. Une diète améliorée et l'activité physique offrent toutes deux leurs propres effets bénéfiques diminuant le risque de ces problèmes de santé, même sans perte de poids. Lorsque vous associez alimentation saine, activité physique et perte de poids, ces effets sont accrus, et ensemble, ils réduisent encore davantage le risque de pathologies reliées au poids.

Hypertension artérielle

Tant chez l'homme que chez la femme, l'hypertension artérielle est la pathologie la plus courante reliée à l'embonpoint et à l'obésité, les personnes obèses (IMC de 30 ou plus) étant deux fois plus touchées par l'hypertension artérielle que les gens élancés (IMC de 18,5 à 24,9).

Lorsque le corps accumule une surabondance de gras, il tend à retenir le sodium, et retient également plus d'eau pour diluer ce sodium excédentaire, ce qui augmente le volume sanguin. Bien qu'élastiques, les vaisseaux sanguins ne peuvent se dilater suffisamment pour recevoir tout ce liquide additionnel. Leur pression intérieure s'élève et cette force excessive impose au cœur un travail plus grand. Non traitée, l'hypertension artérielle risque d'endommager plusieurs tissus et organes. Maigrir diminue l'hypertension artérielle et réduit donc le risque de lésion de plusieurs organes vitaux dont les artères, le cœur, le cerveau, les reins et les yeux.

Lipidémie anormale

Faible taux des lipoprotéines HDL cholestérol. Des études démontrent que la surcharge pondérale (embonpoint ou obésité) est associée à un faible taux de HDL cholestérol, le «bon» cholestérol. Maigrir peut élever le taux de HDL cholestérol et diminuer le risque de maladie cardiaque.

Taux élevé des triglycérides. Les triglycérides sont la forme que prennent la plupart des gras alimentaires et corporels. Le corps transforme immédiatement les calories non utilisées en triglycérides qu'il emmagasine dans les adipocytes. Parce que le gain de poids résulte d'une consommation excessive de calories, il est normal que les personnes avec de l'embonpoint ou de l'obésité aient un taux de triglycérides sanguins plus élevé, lequel contribue à la maladie coronarienne. Si vous avez une surcharge pondérale, maigrir pour atteindre votre poids santé réduira votre taux de triglycérides.

Diabète sucré de type 2

Le diabète de type 2, autrefois appelé diabète sucré non insulinodépendant ou diabète sucré chez l'adulte, est la forme la plus courante de cette maladie en Amérique du Nord. Le diabète de type 2 réduit la capacité du corps à contrôler le niveau de sucre sanguin. C'est l'une des principales causes de décès précoce, de maladie cardiaque, de maladie rénale, d'accidents vasculaires cérébraux et de cécité. Le diabète de type 2 est associé à un gain de poids après l'âge de 18 ans chez les hommes et les femmes. En fait, environ le quart de tous les nouveaux cas de diabète sont dus à un gain de poids de 5 kilos (11 livres) à l'âge adulte. Le risque de diabète augmente d'environ 25% pour chaque unité d'IMC supérieure à 22. Maigrir et augmenter son activité physique diminuent le risque de diabète, et si vous êtes déjà touché par le diabète, cela contribue à abaisser la glycémie (taux de sucre dans le sang).

Maladie coronarienne

Le risque de maladie coronarienne, fatale ou non, augmente à chaque unité d'IMC. Ce risque est plus faible chez les personnes ayant un IMC de 22 ou moins, mais augmente à la moindre élévation de l'indice de masse corporelle. Un gain de 4,5 à 9 kilos (10 à 20 livres) peut augmenter le risque de maladie coronarienne de 25%, et le multiplier par plus de 2,5 (250%) s'il est de 20 kilos (45 livres) ou plus.

Accident vasculaire cérébral

La relation entre la surcharge pondérale et l'accident vasculaire cérébral n'a pas été aussi étudiée que celle de la maladie coronarienne. Cependant, des études récentes l'éclairent sous un jour nouveau. La recherche actuelle démontre que le surpoids contribue au risque d'accident vasculaire ischémique, même en l'absence d'hypertension artérielle et de diabète, deux autres facteurs de risque d'accident vasculaire cérébral. L'accident vasculaire ischémique, lequel survient lorsque l'apport sanguin est interrompu dans une partie du cerveau, représente 80% de tous les accidents vasculaires cérébraux.

Calculs biliaires

Les calculs biliaires sont plus fréquents chez la femme que chez l'homme, et peu importe le sexe, ils sont plus courants lorsque la personne souffre d'un surplus de poids. Le risque de calculs biliaires augmente avec le poids, bien que l'on comprenne mal la relation entre l'embonpoint et les calculs biliaires.

Une perte de poids, plus particulièrement si elle est rapide ou importante, peut également augmenter le risque de calculs biliaires. Un amaigrissement lent, d'environ 0,5 à 1 kilo (1 à 2 lb) par semaine, est moins susceptible de causer la formation de calculs.

Arthrose

L'arthrose est une maladie articulaire qui touche le plus souvent les genoux, les hanches et le bas du dos. Une surcharge de poids exerce une pression accrue sur ces articulations et use davantage le cartilage qui les protège. Maigrir diminue le stress sur ces articulations et diminue les symptômes associés à l'arthrose, telles la douleur et l'amplitude réduite des mouvements. Voir l'encadré de la Société d'Arthrite à la fin de ce chapitre.

Apnée du sommeil

Apnée signifie absence temporaire de respiration. L'apnée du sommeil est associée de près à la surcharge pondérale. Lorsqu'elle est d'origine obstructive, il s'agit d'une condition grave causant de courts arrêts de la respiration chez le dormeur et de lourds ronflements. Le blocage des voies respiratoires hautes provoque de fréquents réveils durant la nuit et une somnolence subséquente durant le jour. L'apnée du sommeil peut également entraîner la défaillance cardiaque. La sévérité de l'apnée du sommeil est reliée au degré d'obésité. La plupart des personnes souffrant d'apnée du sommeil ont un IMC supérieur à 30.

Tant chez l'homme que chez la femme qui ronflent, on associe un fort tour du cou à l'apnée du sommeil, en général de 43 cm (17») ou plus chez les hommes, et de 40 cm (16») ou plus chez les femmes, le risque d'apnée du sommeil étant plus élevé chez ces gens. L'apnée du sommeil est plus courante chez les hommes que chez les femmes, l'obésité devant être beaucoup plus importante chez elles pour développer cette condition.

Des études démontrent que perdre seulement 10% de son poids total peut réduire de 50% la sévérité de l'apnée du sommeil.

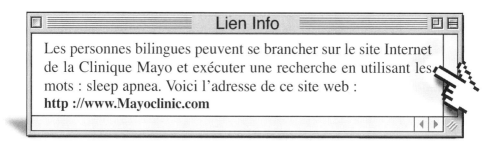

Lien Info

Les personnes bilingues peuvent se brancher sur le site Internet de la Clinique Mayo et exécuter une recherche en utilisant les mots : sleep apnea. Voici l'adresse de ce site web :
http ://www.Mayoclinic.com

Cancer

Différents cancers sont associés à l'embonpoint et l'obésité. Il s'agit des cancers du sein, de l'utérus, du côlon et de la vésicule biliaire chez les femmes, et des cancers du côlon et de la prostate chez les hommes. Pour certains cancers, on ignore si le risque accru est dû à une surcharge pondérale ou une diète très calorique et riche en matières grasses.

Conséquence de l'excès de poids sur la durée de la vie

L'obésité abrège la vie. Chez les adultes âgés de moins de 75 ans, un surplus de poids augmente le risque de mortalité avec un IMC de 25 ou plus. Ce risque de mortalité augmente plus rapidement chez les jeunes adultes que chez les adultes d'âge mûr.

Si vous avez 75 ans ou plus, perdre du poids ne procure que peu ou pas de bénéfices. Discutez-en avec votre médecin. Selon votre état de santé, il pourrait même être préférable pour vous de conserver votre poids tel quel. Cependant, une diète saine et une activité physique sécuritaire sont bénéfiques aux gens de tous âges.

Outils d'auto-évaluation

Trois outils d'auto-évaluation aident à déterminer si vous avez un poids santé ou si perdre quelques kilos serait bénéfique pour vous. Il s'agit de votre indice de masse corporelle (IMC), votre tour de taille (voir les pages 27 à 29) et vos antécédents médicaux personnels et familiaux.

Pomme vs poire

Plusieurs maladies associées à la surcharge pondérale sont également influencées par la manière dont se dépose le tissu adipeux : «en forme de pomme» si la majorité du tissu adipeux se dépose autour de la taille ou dans le haut du tronc d'une personne, «en forme de poire» si le tissu adipeux se dépose sur les hanches, dans les cuisses, les fesses ou le bas du tronc.

Habituellement, pour la santé, il est préférable d'avoir une «forme poire» plutôt qu'une «forme pomme». Avec la «forme pomme», les tissus adipeux entourent les organes abdominaux. Ces tissus adipeux dans l'abdomen augmentent le risque d'hypertension artérielle, de maladie coronarienne, de diabète, d'accident vasculaire cérébral et de certains cancers. Avec une «forme poire», lorsque la graisse est logée dans les cuisses, les hanches et les fesses, le risque pour la santé est moins élevé.

Si vous avez une «forme pomme», surtout si votre tour de taille excède 88 à 100 cm ou 35 à 40», (voir la page 29), vous avez également un risque plus élevé de «syndrome X». Le «syndrome X» réfère à plusieurs conditions de santé précises, dont le diabète, l'hypertension artérielle, des taux élevés des triglycérides et de faibles taux de HDL-cholestérol (le «bon» cholestérol). Certains facteurs ont été associés à la prise de poids «en forme de pomme» et au «syndrome X» : le tabagisme, l'alcool et plus spécialement la bière, le manque d'activité physique et la consommation excessive de calories.

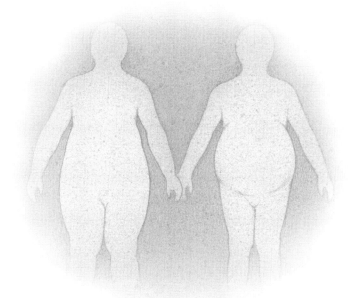

Forme de poire :
Le tissu adipeux se dépose sur les hanches, les cuisses et les fesses.

Forme de pomme :
Le tissu adipeux se dépose autour de la taille (gros ventre).

Troubles alimentaires

Chez certaines personnes, manger n'est pas un simple plaisir, c'est un problème psychologique complexe se présentant de différentes façons. Les troubles alimentaires sont des habitudes alimentaires anormales, y compris la sous-alimentation, le jeûne et les exercices excessifs, se gaver à l'extrême ou régurgiter par l'utilisation délibérée de vomitifs ou de laxatifs avant que le corps n'absorbe la nourriture. On estime qu'entre 5 et 20% des Nord-Américains souffrant de troubles alimentaires mourront de problèmes médicaux associés.

Les gens atteints de troubles alimentaires sont souvent émaciés, mais peuvent aussi présenter un poids normal, de l'embonpoint ou même de l'obésité. Ces troubles touchent davantage les femmes et les adolescentes que les hommes et les garçons. Les deux principaux troubles alimentaires sont l'anorexie et la boulimie.

Anorexie. La personne atteinte d'anorexie ne mange pas assez pour conserver un poids santé, et son indice de masse corporelle est souvent inférieur à 18 (voir la page 30). L'anorexie conduit à la malnutrition, aux lésions cardiaques et rénales, et à des taux d'électrolytes sanguins dangereusement anormaux. Elle est également reliée à l'ostéoporose et à l'irrégularité menstruelle chez la femme, et à un risque plus élevé de décès précoce tant chez la femme que chez l'homme.

Boulimie. La personne boulimique absorbe rapidement de grandes quantités de nourriture et utilise ensuite un vomitif, un laxatif, ou les deux, pour évacuer cette nourriture. Les périodes de gavage et de purgation peuvent alterner avec des périodes de privation extrême. Son poids, parfois constant, peut aussi fluctuer énormément. La boulimie peut causer la déshydratation, endommager les dents et les gencives par l'acidité des vomissements, occasionner des lésions organiques, une hémorragie interne due au stress du vomissement, et même la mort.

Si vous soupçonnez un trouble alimentaire chez vous ou chez une personne que vous connaissez, parlez à votre médecin. Le traitement des troubles alimentaires exige l'aide de psychologues et de nutritionnistes, et souvent, des soins médicaux.

Antécédents médicaux

De simples statistiques ne peuvent fournir une image complète de la situation. L'évaluation des antécédents médicaux personnels et familiaux est aussi importante pour déterminer si vous avez un poids santé. Posez-vous ces questions :

- Avez-vous un problème de santé, telle l'hypertension artérielle, le diabète ou un taux de cholestérol élevé, qu'une perte de poids pourrait améliorer?
- Avez-vous des antécédents familiaux d'obésité, de maladie coronarienne ou autre maladie reliée au poids, tel le diabète de type 2, l'hypertension artérielle ou l'apnée du sommeil?
- Avez-vous pris beaucoup de poids depuis la fin de vos études?
- Est-ce que vous fumez la cigarette, prenez plus de deux verres d'alcool par jour, ou subissez un stress appréciable? Combiné à ces habitudes, la surcharge pondérale devient un risque plus important pour la santé.

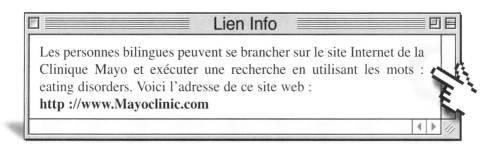

Lien Info

Les personnes bilingues peuvent se brancher sur le site Internet de la Clinique Mayo et exécuter une recherche en utilisant les mots : eating disorders. Voici l'adresse de ce site web :
http ://www.Mayoclinic.com

Bénéfice personnel

Si votre IMC est de 25 ou moins, avec peu de tissu adipeux autour de l'abdomen et avez répondu non à toutes les questions sur vos antécédents personnels et familiaux, maigrir n'apportera aucune amélioration. Vous avez un poids santé.

Si votre IMC se situe entre 25 et 29, votre tour de taille est égal ou supérieur à celui recommandé, et avez répondu oui à au moins une des questions sur vos antécédents personnels et familiaux, perdre quelques kilos sera bénéfique pour vous. Discutez de votre masse corporelle avec votre médecin lors de votre prochain bilan de santé.

Si votre IMC est de 30 ou plus, maigrir améliorera votre santé et réduira le risque de maladies et complications reliées au poids.

Ayez à l'esprit que cette évaluation est conçue pour vous aider à prendre des décisions éclairées concernant votre poids et le risque qu'il représente pour votre santé. Les renseignements fournis ici sont valables pour la plupart des gens, mais ne peuvent tenir compte de tous les facteurs personnels susceptibles d'affecter votre poids et votre santé. Consultez votre médecin ou votre nutritionniste pour une évaluation personnelle.

Point de vue de La Société d'Arthrite

Le surpoids et l'arthrite ne font pas toujours bon ménage. En ce qui concerne l'arthrose, il est maintenant reconnu que l'excès de poids et l'obésité peuvent s'avérer des facteurs de risque supplémentaires pour développer la maladie. Il est aussi admis qu'il y a un lien entre l'obésité et la progression de l'arthrose dans les articulations portantes.

Même pour une personne n'ayant pas d'arthrose, mais qui par contre a un excès de poids, il est important de retrouver un poids santé afin de diminuer les risques futurs d'être atteint par la maladie. L'obésité peut accroître votre risque de développer de l'arthrose.

La prévention à long terme peut faire toute la différence. La recherche a permis de découvrir que chez les femmes, perdre 5 kilos, soit environ 11 livres, vers l'âge de 40 ans, peut réduire de façon significative les risques de développer ultérieurement une arthrose du genou. Ce qui n'exclut pas que les hommes doivent aussi porter attention à l'excès de poids. Selon une étude de Statistique Canada et de l'Institut canadien d'information sur la santé, 42% des hommes et 24% des femmes souffrent d'un surplus de poids.

De plus, il y a un lien direct entre l'excès de poids et la douleur. Si vous avez de l'arthrose ou d'autres formes d'arthrite, plus vous avez de kilos en trop, plus la douleur est importante. La perte de quelques kilos peut faire une réelle différence dans la vie de tous les jours. Le maintien du poids santé est important dans la gestion et le traitement de l'arthrite.

Dans le cas de l'arthrose, ce sont les articulations de la hanche et du genou qui «souffrent» de l'excès de poids. L'excès de poids taxe aussi la colonne lombaire surtout si en plus les muscles abdominaux sont faibles. Il en résulte un problème postural. Rappelez-vous que chaque kilo en trop se traduit par 5 kilos de plus sur les articulations portantes, telles celles des hanches et des genoux. Il s'agit d'un stress supplémentaire imposé aux articulations.

La perte de poids et l'atteinte d'un poids santé sont capitales dans la gestion de l'arthrite, et deviennent impératives dans le cas le l'arthrose. Cette mesure peut faire toute la différence et aura pour effet d'améliorer votre qualité de vie en réduisant la douleur et l'inconfort.

Anne-Marie Labonté, B. Sc., Coordonnatrice des programmes d'éducation. La Société d'Arthrite, division du Québec

Collaborateurs :
Monique Camerlain, rhumatologue,
Angèle Turcotte, rhumatologue,
Frédéric Morin, rhumatologue.

La Société d'Arthrite offre des services et des programmes qui peuvent aider les personnes atteintes à mieux gérer la maladie dans sa globalité. Pour des informations supplémentaires, veuillez composer le 1-800-321-1433 ou visiter notre site www.arthrite.ca

Chapitre 5

Défis à relever

Mémo

- **Identifiez l'importance des défis auxquels vous devrez faire face.**

- **Soyez certain que le moment est bien choisi.**

- **Préparez-vous à modifier vos habitudes de vie.**

- **Prenez un engagement.**

- **Établissez vos objectifs.**

- **Allez-y.**

Tout se passe dans votre tête. Nous ne parlons pas de votre poids, qui lui, est bien réel et le pèse-personne de votre salle de bain vous l'indique clairement. Cependant, les craintes que vous entretenez face à l'amaigrissement, elles, sont bel et bien dans votre tête, et vous influencent énormément.

Jusqu'à ce jour, vous avez toujours entendu cette règle : manger moins et faire plus d'exercice. C'est une idée très simple, mais difficile à respecter. Chaque jour, vous vous retrouvez dans de nombreuses situations où il est difficile de moins manger.

De plus, qui a vraiment le temps de faire de l'exercice? Vous arrivez à peine à accomplir toutes vos obligations quotidiennes : conduire les enfants à l'école, travailler de longues heures, courir à de nombreuses rencontres parascolaires, aller au marché d'alimentation, préparer les repas et faire la lessive. Encore de l'exercice? N'en faites-vous pas assez?

Comme de nombreuses personnes, vous avez réfléchi à des moyens de concilier tout cela. Vous savez que vous désirez maigrir, mais vous devez trouver le bon moyen d'y parvenir, sinon vous abandonnerez et trouverez des excuses. De plus, chaque kilo perdu sera repris dès que vous reviendrez à vos anciennes habitudes.

Si vous lisez ce livre, vous savez aussi qu'une multitude de régimes à la mode, programmes d'amaigrissement ou autres vous promettent un amaigrissement facile et rapide. Mais la clé de la réussite de tout programme d'amaigrissement repose sur la diète et l'exercice. Vous devez modifier votre style et vos habitudes de vie de façon permanente pour perdre du poids et ne pas le reprendre.

Identification des défis

Nous avons tous nos petites faiblesses, lesquelles deviennent catastrophiques pour un programme d'amaigrissement. Pour certains, c'est la crème glacée à vanille arrosée de sirop d'érable, pour d'autres des craquelins salés. Peu importe l'aliment, vous savez instinctivement que vous ne devez pas vous en approcher.

Toutefois, la nature de ces d'aliments n'est pas le seul facteur qui risque de vous freiner, mais aussi où, quand et comment vous les consommez.

Vous aimez peut-être manger le soir. Certains oiseaux de nuit trouvent qu'ils abattent énormément de travail lorsque toute la famille est couchée. Mais lorsque vous ouvrez trop souvent le réfrigérateur, réalisez qu'il est temps pour vous d'aller au lit.

De toute façon, il est préférable de ne pas manger tard en soirée. Les nutritionnistes recommandent de souper tôt afin que la digestion puisse se faire avant d'aller au lit. Absorber trop de calories immédiatement avant de vous coucher ne favorise que la surconsommation.

Parfois, vous grignotez en regardant la télévision. Cette habitude n'a rien de mauvais en soi, mais les experts prétendent que l'on a ainsi tendance à manger sans y penser, donc trop, lorsque la télé nous distrait. Si c'est votre cas, vous pourriez garder à cette fin des petites carottes ou autres aliments faibles en calories, mais riches en fibres.

Éliminer les tentations

Il est très facile de trop manger. Presque sans le réaliser, vous avalez un plein sac de croustilles (chips) ou plusieurs biscuits. Comment vous défaire de ces mauvaises habitudes? Voici des suggestions :

- Distrayez-vous, oubliez votre désir de manger en posant un geste positif, téléphonez à un ami ou faites une commission.
- Exercez-vous à dire non aux aliments vides et aux grosses portions, et faites-le. Il est tout aussi important de dire oui aux aliments santé, y compris les fruits et les légumes.
- Avant de manger, de porter quoi que ce soit à votre bouche, visualisez le geste que vous allez poser et ses conséquences.
- Ne mangez que lorsque vous avez vraiment faim, non pas lorsque l'horloge vous indique qu'il est temps de le faire.
- Déterminez des lieux précis pour manger, telle la cuisine, la salle à manger, la cafétéria ou le restaurant. Ensuite, ne le faites pas ailleurs.
- Lorsque vous mangez, pensez à ce que vous faites. Ne mangez pas en regardant la télé, en lisant, en téléphonant ou en travaillant.
- Ne gardez aucun plat de service sur la table durant le repas.
- Ne mettez dans votre assiette que la moitié de votre quantité habituelle d'aliments, et mangez plus lentement. Tentez d'utiliser une assiette à salade ou à dessert pour avoir l'impression d'en avoir plus.
- De façon générale, entreposez les aliments hors de votre vue. Placez les aliments non périssables dans les armoires et ceux qui sont périssables dans des contenants au réfrigérateur. Il y a toutefois une exception à cette règle : mettez les collations santé bien en vue.
- Ne gardez pas d'aliments riches en calories et malsains pour la santé. Lorsqu'ils n'entrent pas dans la maison, ils n'entrent pas dans la bouche.

On vous a peut-être appris à vider votre assiette. Si tel est le cas, vous devez faire face à ce besoin de manger tout ce qu'il y a devant vous. Les calories supplémentaires ne vous aident pas et seraient beaucoup plus à leur place dans la poubelle.

À part les aliments qui leur nuisent, les gens sabotent souvent leurs propres objectifs d'amaigrissement en se trouvant de plus en plus d'excuses. Le manque de temps occupe une place de choix dans la liste de plusieurs professionnels occupés. Nous avons tous entendu ou utilisé des excuses telles que : «Préparer des repas sains est trop exigeant», «Je ne perdrai jamais de poids à cause de mes gènes», «Depuis que je prends des hormones…», «Cela me gênerait si quelqu'un me voyait faire des exercices», et ainsi de suite. Cependant, que peut-il y avoir de plus important que de consacrer un peu de temps à sa santé?

Les chercheurs des centres de contrôle et de prévention de la maladie ont découvert que 44% des femmes tentent de maigrir. Presque toutes ont déclaré avoir changé leur alimentation, et les deux tiers étaient actives physiquement. Par contre, seulement 1 sur 5 ont conservé l'habitude de faire régulièrement de l'exercice et de manger sainement.

Le simple fait d'admettre vos faiblesses ne signifie pas que vous ne succomberez pas, mais vous aide à les contrôler, pour réussir à maigrir une fois pour toutes.

Modification des habitudes de vie

Des études démontrent que la plupart des gens ne suivent un régime que pendant une ou deux semaines avant de l'abandonner. Si vous souhaitez faire mentir les statistiques, vous devez réfléchir aux modifications à long terme nécessaires pour changer votre comportement.

Vous devez d'abord vous étudier honnêtement, analyser votre motivation, votre niveau de stress, votre vie en général et vous demander : «Est-ce que mon travail et ma famille exigent tellement de moi, qu'il me serait difficile de prendre un tel engagement à long terme?»

Réfléchissez et dressez une liste des aspects positifs d'une perte de poids, telles l'amélioration de votre santé, une plus grande énergie et une meilleure apparence. Dressez ensuite une liste des aspects négatifs tels qu'un horaire surchargé par l'ajout d'exercices physiques ou la difficulté d'obtenir l'accord de votre famille pour les changements de nature diététique. Vous concentrer sur les aspects positifs et trouver des solutions aux aspects négatifs

Facteurs de changement

De quelle façon parviendrez-vous à vaincre vos points faibles et votre résistance à maigrir? Les psychologues décrivent cinq stades dans le changement :
- Éliminer la résistance. Observer les coûts de son comportement actuel.
- Réfléchir au changement. S'assurer d'abord d'être disposé à le faire, puis étudier les solutions possibles, sans se concentrer sur les problèmes.
- Se préparer au changement. Fixer une date pour abandonner les anciens comportements et identifier les moyens pour y parvenir.
- Agir. Se récompenser pour les plus petites réussites, sans que ce soit en s'accordant des privilèges alimentaires.
- Conserver les acquis. Demander le soutien de ses proches. Modifier son environnement en n'admettant aucun aliment «vide» dans la maison.

augmente votre motivation. Certains experts donnent à ce processus mental le nom d'«équilibre décisionnel».

Élimination du mot régime

Les gens qui travaillent à modifier leur diète en vue de maigrir parlent habituellement de «suivre un régime». Cependant, suivre un régime laisse entendre qu'éventuellement, vous cesserez de le faire, et c'est précisément ce qui peut vous mener à l'échec.

Vous savez déjà qu'en utilisant différentes méthodes vous pouvez maigrir, mais ne pas reprendre les kilos perdus exige une modification définitive de la diète et du niveau d'activité. Comme tout changement d'attitude, adopter de nouvelles habitudes et délaisser les anciennes est difficile, mais possible.

Ne parlez donc jamais de «régime».

Utilisez plutôt des expressions reflétant ce que vous êtes et ce que vous souhaitez accomplir. «Je modifie mes habitudes alimentaires et mon activité physique», «Je suis une nouvelle personne», ou «Je travaille à acquérir des habitudes plus saines» dépeignent mieux le mal que vous vous donnez et votre attitude à long terme.

En analysant les gestes à poser pour maigrir, admettez que la volonté seule ne suffit pas. Abandonner un comportement ou en adopter un nouveau exige parfois entre 3 et 30 essais, car malheureusement, il n'y a pas de formule magique pour y parvenir. Chacun doit utiliser des techniques différentes, et il vous revient de découvrir celles qui vous conviennent.

Engagement

Personne ne peut vous forcer à maigrir. La pression de l'extérieur, souvent celle de vos proches, ne fait qu'empirer la situation. De même, il est rare que l'on réussisse à maigrir uniquement pour faire plaisir à une autre personne. Vous devez vouloir modifier votre diète et votre niveau d'activité pour votre propre satisfaction.

Bien sûr, vous n'avez pas à le faire seul. Votre médecin, un nutritionniste ou autre professionnel de la santé peut vous aider à élaborer un plan d'amaigrissement. De plus, assurez-vous du soutien de votre conjoint, de votre famille et de vos amis. Ces sont les personnes qui vous connaissent le mieux et elles seront sans doute heureuses de vous épauler.

Avant d'entreprendre la modification de votre style de vie, assurez-vous de commencer par solutionner tous vos autres problèmes. Modifier des habitudes de vie exige beaucoup d'énergie et doit devenir votre priorité. Le moment choisi pour le faire est crucial, et du moment choisi dépend souvent la réussite ou l'échec.

En évaluant les bénéfices éventuels de vos nouvelles habitudes alimentaires et d'activité physique, ne perdez pas la réalité de vue. Pour être durable, la perte de poids doit être lente et régulière. Ne perdez pas plus que 0,5 à 1 kg (1 à 2 lb) par semaine. Ne mettez pas la photo d'un mannequin très mince sur votre réfrigérateur et ne le prenez pas pour modèle. Essayez plutôt d'atteindre le poids confortable que vous avez su maintenir aisément lorsque vous étiez jeune adulte.

Que vos objectifs visent les moyens (alimentation et activité) plutôt que le résultat (perdre 23 kg ou 50 lb). Utiliser une gamme de moyens est le secret de la réussite. Ayez pour objectifs des moyens réalistes, précis et mesurables, tel «Je marcherai 30 minutes par jour, 5 jours par semaine).

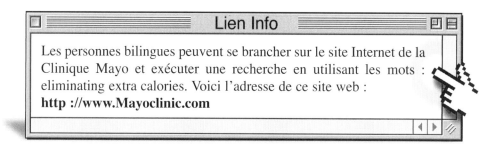

> **Lien Info**
>
> Les personnes bilingues peuvent se brancher sur le site Internet de la Clinique Mayo et exécuter une recherche en utilisant les mots : eliminating extra calories. Voici l'adresse de ce site web :
> **http ://www.Mayoclinic.com**

Objectifs

Lorsque vous connaissez ce qui déclenche votre frénésie de manger, la façon dont vous mangez, vos points faibles en regard de l'exercice physique et votre résistance globale à une perte de poids, il est temps d'élaborer une stratégie visant à modifier graduellement les attitudes et habitudes qui ont miné vos efforts précédents. Après avoir défini votre objectif général, planifiez des objectifs spécifiques et mesurables.

Choisissez une date de lancement de votre programme dans le mois qui suit. Une fois votre décision prise, ne la changez pas, peu importe la raison. Établissez la fréquence et la durée de vos exercices au cours du premier mois, dans les 6 prochains mois et dans un an. Ferez-vous 30 minutes d'étirements, ou augmenterez-vous votre activité physique en utilisant l'escalier plutôt que l'ascenseur, en stationnant votre voiture à quelques pâtés de maisons ou en marchant à l'heure du lunch? De façon générale, le meilleur exercice en est un que vous aimerez et ferez constamment.

Établissez une diète réaliste comportant beaucoup d'eau, de fruits et de légumes. Envisagez-la comme étant une expérience positive. N'éliminez pas tous vos plats préférés. Un diète trop sévère vous mènerait à la tricherie et l'abandon.

Faites cette planification sur papier. Révisez tous les détails. Où et quand le ferez-vous? Pouvez-vous l'incorporer à votre horaire? Quels sont les embûches possibles et quels seront les moyens utilisés pour les vaincre?

Commencez lentement. Rappelez-vous que votre projet se réalisera à long terme. Vous modifiez des habitudes de vie, et vos objectifs sont vos premiers pas pour y parvenir. Tout ce que l'on entreprend avec trop de rigueur ou d'intensité finit par lasser et vous rendre plus susceptible d'abandonner.

Planification

Vos anciennes habitudes sont parfois si bien ancrées que vous posez des gestes sans y penser. Cependant, vous pouvez vous aider en prenant conscience de chaque geste posé et en visualisant mentalement vos nouvelles habitudes.

Imaginez une invitation à un banquet où les tables regorgent de mets délicieux. Avant de quitter la maison, vous décidez du nombre de gâteries que vous vous permettrez. Vous mangez des aliments sains avant de partir afin de réduire les tentations. Sur place, au lieu de remplir votre assiette de bonnes choses et en reprendre, vous n'y mettez que de petites portions d'un nombre restreint de mets, en les espaçant bien. Vous mangez lentement en savourant chaque bouchée. Si votre appétit n'est pas satisfait, dirigez-vous ensuite vers les fruits et légumes.

Vous pouvez également visualiser de façon amusante et intéressante les bienfaits de l'exercice physique. Pendant une longue marche dans le quartier, imaginez-vous en train de déambuler en Grèce, de croiser le fil d'arrivée de vos 5 premiers kilomètres, ou encore, de constater l'accroissement du tonus des muscles de vos mollets.

Acceptez les écarts plus que probables. Au lieu d'abandonner, reprenez-vous tout simplement le lendemain. Rappelez-vous que vous projetez de modifier votre vie. Vous ne la rebâtirez pas en un seul jour, mais les résultats vous feront oublier vos petites misères.

Pacte ferme

Maigrir n'est pas si difficile. En réalité, j'ai souvent perdu du poids, mais je l'ai toujours repris. Je cherchais toujours une pilule magique qui ferait le travail à ma place, et c'était là mon plus grand problème. Un jour, j'ai décidé d'agir, surtout parce qu'émotionnellement, je ne pouvais tout simplement plus endurer d'être grosse. À 42 ans, je savais ce que j'avais à faire.

Au début, je n'en ai parlé à personne, pour ensuite réaliser que j'avais besoin d'aide. Je l'ai alors dit à mon entourage. J'ai même formé un groupe de soutien par courriel avec des amis éparpillés de Gaspé à Toronto. Lorsque vous sentez que vous allez flancher, vous lancez un S.O.S. et recevez six courriels qui ravivent votre motivation à continuer le combat.

J'ai eu à découvrir mes faiblesses. Par exemple, la crème glacée. Après avoir découvert que je ne peux pas en garder à la maison sans succomber, j'ai décidé d'aller de temps en temps manger un cornet de crème glacée allégée au bar laitier. Au restaurant, je commande la première afin de n'être pas influencée par les autres, et demande un contenant dans lequel je mets de côté la moitié du contenu de mon assiette dès que je suis servie.

Au cinéma, j'emporte quelques bretzels et raisins secs qui remplacent désormais les gros sacs de maïs soufflé et les bonbons. Au travail, je renonce à toute collation avant 16:55 heures pour éviter de retourner à la cafétéria. J'ai compris que je devais m'accorder des petites douceurs de temps en temps, plutôt que de manger une vingtaine de choses et ne jamais satisfaire ma fringale initiale.

Des exercices quotidiens font partie de mon programme. C'est la partie que j'aime le moins, mais elle est nécessaire pour éviter d'engraisser. Je garde mes souliers de course sous mon bureau et marche durant mes pauses, de sorte que je marche en tout de 30 à 60 minutes chaque jour.

J'ai perdu 30 kilos (65 livres) en 14 mois et j'ai donné mes vêtements devenus trop grands. J'ai réalisé que je n'ai plus à les conserver puisque j'ai apporté des modifications permanentes à mes habitudes de vie.

Le jour où j'ai atteint mon objectif, une personne s'est approchée de moi et m'a dit : «Vous êtes un modèle pour moi.» J'en ai presque pleuré! Je sais que je traverserai encore des journées difficiles, mais que je saurai résister et respecter le pacte que j'ai fait de ne jamais abandonner. C'est un effort qui en vaut la peine pour vivre en bonne santé.

Jeannine,
Lac St-Jean, Québec

Chapitre 6

Notions d'une saine alimentation

- Conservez un point de vue positif.

- Choisissez des aliments savoureux, agréables et faciles à préparer.

- Consommez une grande variété d'aliments chaque jour.

- Tenez compte de chaque calorie dans la maîtrise du poids.

- Limitez les calories, allez-y mollo avec les portions et les aliments riches en sucre et en matières grasses.

- Pensez toujours aux fruits et aux légumes en planifiant vos menus.

- Faites vos achats en ne perdant pas de vue un mode de cuisson santé.

- Soyez circonspect lorsque vous mangez au restaurant.

Adopter des habitudes alimentaires favorisant un poids santé implique une réduction des calories. Toutefois, limiter les calories ne signifie pas sacrifier le goût des aliments, la satisfaction qu'ils procurent ou la facilité de les préparer. Vous pouvez réduire votre consommation de calories tout en mangeant des aliments savoureux, sains et faciles à préparer. Bien manger signifie autant bon goût que saine nutrition. Rechercher une variété d'aliments aide à atteindre des objectifs sans compromettre le goût ou la valeur nutritive.

Bien manger, en choisissant une diète plutôt végétarienne qui favorise les légumes, les fruits, les pains et les céréales à grains entiers réduit aussi le risque de certaines maladies parmi les plus meurtrières. Entre autres, plusieurs cancers, la maladie coronarienne et l'hypertension artérielle sont reliés à la diète, plus particulièrement aux diètes riches en matières grasses et en gras saturés. Même sans maigrir, l'adoption d'habitudes alimentaires plus saines est bénéfique.

Variété = sel de la vie

Manger une grande variété d'aliments favorise une bonne santé. Aucun aliment ne fournit à lui seul tous les éléments nutritifs dont le corps a besoin. Choisissez parmi une variété de légumes, de fruits, de pains, de céréales à grains entiers et de protéines maigres comprenant les légumineuses, poissons, produits laitiers allégés et viandes maigres, pour optimiser la valeur nutritive de vos repas et maintenir un poids santé.

Goûtez de nouveaux aliments et développez de nouveaux goûts. Soyez aventureux et créatifs! Rappelez-vous, la variété, c'est le sel de la vie. Dégustez de nouveaux aliments chaque semaine. Vous avez probablement entendu parler des mangues, kiwis, artichauts, kakis et tofu, en sachant quelque peu ce qu'ils sont mais sans vraiment savoir les préparer, ou de quelle façon les incorporer à votre diète. Sans délaisser vos plats préférés, découvrez un monde excitant de nouvelles saveurs. Soyez curieux et explorez.

Expérimentez de nouvelles saveurs

Le manque de familiarité avec certains aliments entrave rapidement leur essai. Dans cette liste, trouvez les aliments que vous ne connaissez pas et voyez leur description. La plupart sont faciles à utiliser et aussi, sinon plus savoureux que ceux que vous connaissez déjà.

- **Orge.** Un grain d'orge ressemble à un grain de riz et se cuit souvent de la même façon. L'orge est faible en matières grasses et constitue une bonne source de fibres.

- **Bulgur.** C'est du blé cuit à la vapeur, séché et écrasé en particules. Le blé bulgur se cuit comme le riz. Pour obtenir plus d'éléments nutritifs, recherchez du bulgur de blé entier.

- **Chou de Milan.** C'est un légume en feuilles, un chou frisé vert foncé. 125 ml (1/2 t) de chou de Milan cuit est une bonne source de bêta-carotène (vitamine A), de vitamine C et de calcium. On le fait cuire comme des épinards : blanchi, vapeur ou sauté.

- **Kasha.** Il provient des graines de sarrasin séchées, souvent moulé sous forme de gruau. Même si techniquement, le kasha n'est ni un grain ni du blé, à l'épicerie on le trouve souvent avec les autres grains. Comme le riz et autres grains, le kasha est habituellement cuit à la vapeur ou bouilli dans de l'eau.

- **Kiwi.** Le kiwi est un fruit dont la chair vert clair rappelle à la fois le goût de la fraise et de l'ananas. Il fournit autant de vitamine C qu'une orange, plus que vos besoins quotidiens. Le kiwi peut être extrait de sa peau à la cuillère, ou pelé et tranché pour agrémenter des salades et autres desserts.

- **Mangue.** Ce fruit à la chair jaune orangé a un goût à la fois aigre et sucré. Une mangue fournit plus que vos besoins quotidiens en vitamine C, en plus d'être une importante source de bêta-carotène (vitamine A) et de potassium. Utilisez la mangue dans une salsa ou une salade de fruits.

- **Tempeh.** C'est un aliment fait de haricots de soja fermentés, vendu sous forme de bloc surgelé ou réfrigéré. Le tempeh est un aliment de base en Indonésie. Il a quelque peu la texture de la viande et un goût de noix; vous pouvez l'utiliser comme substitut de la viande. Faible en matières grasses, le tempeh est une source de protéines, de calcium, de fibres, d'isoflavones et d'œstrogènes naturels.

- **Protéine texturée de soja.** Ce substitut de la viande se compose souvent de haricots de soja et d'épices. La protéine texturée de soja est souvent émiettée pour remplacer le bœuf haché. Contrairement à ce dernier, il n'est pas nécessaire de la faire dorer. Vous pouvez aussi trouver une protéine texturée végétale que l'on utilise de la même façon que la protéine texturée de soja.

- **Tofu.** Il s'agit d'un caillé de haricots de soja obtenu par un procédé semblable à celui utilisé dans la fabrication du fromage. D'un goût neutre et de texture spongieuse, il prend la saveur des aliments avec lesquels il cuit. Il s'utilise dans des plats sautés ou brouillés, tels les œufs. Congelé, il est possible de l'émietter dans des recettes réclamant du bœuf haché.
- **Tomatillo.** C'est un fruit ayant l'aspect d'une petite tomate verte, à l'intérieur d'une coque parcheminée. Son goût rappelle le citron, la pomme et les fines herbes. Les tomatillos sont faibles en calories et fournissent du potassium. Ajoutez-les à la guacamole, à la salsa ou aux casseroles.

Kilojoules, calories

Au cours des dernières années, les chercheurs ont étudié l'importance des calories dans la diète. L'industrie alimentaire a réagi en lançant des versions de nombreux aliments populaires en allégeant leur teneur en gras. On a découvert que depuis leur avènement, et malgré une plus faible ingestion de matières grasses, les gens continuent d'engraisser. En réalité, ces aliments allégés en gras contiennent quand même des calories, autant que les versions originales dans certains cas.

On doit donc conclure que les calories ont une réelle importance. Vous avez appris au chapitre 3 que l'énergie vient sous différentes formes : matières grasses, glucides (hydrates de carbone), protéines alimentaires et alcool de certains breuvages. Équilibrer l'énergie que vous retirez des aliments et celle que vous brûlez par des activités physiques contribue à la maîtrise du poids. Parce que, once pour once, les matières grasses sont deux fois plus caloriques que les glucides, réduire les matières grasses de la diète réduit beaucoup le nombre des calories.

Matières grasses

«Sans gras», «Léger», «Libre de gras», «Allégé en gras», «Réduit en gras», «Allégé». De la soupe aux desserts, les produits portent des étiquettes attirant votre attention sur leur teneur en matières grasses, vous suggérant d'absorber le moins de gras possible.

Mais jusqu'à quel point faut-il réduire le gras? Pour une personne en santé, les guides alimentaires recommandent de ne pas consommer plus de 30% des calories sous forme de gras. Mais jusqu'à quel point devez-vous diminuer le gras pour favoriser la santé? Si un aliment allégé en gras est bon, ne serait-il pas meilleur s'il était encore plus maigre? Le gras n'est pas le seul élément à considérer. Il doit l'être dans la globalité d'une alimentation de qualité et d'une vie active.

Les matières grasses sont essentielles pour toutes les cellules. Le gras a son rôle dans le système immunitaire; dans la synthèse des substances para-hormonales, il participe à la régulation de la pression sanguine, de la fréquence cardiaque, de la dilatation des vaisseaux sanguins et de la coagulation; dans le système nerveux, il contribue également au maintien de la structure et de la fonction de la membrane externe des cellules. Les aliments d'origine animale : viandes, produits laitiers et œufs, sont les principales sources de matières grasses dans la diète nord-américaine. Ils fournissent aussi la plupart du gras saturé et tout le cholestérol. Les fruits, légumes, pain et céréales à grains entiers sont relativement faibles en matières grasses.

Vos aliments contiennent différents genres de gras, y compris les gras saturés, polyinsaturés, monoinsaturés et trans. Pour la santé, ils n'ont pas la même valeur, mais gramme pour gramme, tous fournissent 9 calories. C'est la raison pour laquelle vous devez les limiter tous.

Gras saturés

Principaux responsables de l'élévation du cholestérol sanguin et de l'accroissement du risque de maladie coronarienne, les gras saturés sont habituellement solides ou cireux à la température de la pièce. Les gras saturés sont présents surtout dans les aliments d'origine animale : la viande rouge et la plupart des produits laitiers, de même que l'huile de coco, l'huile de palme et autres huiles tropicales.

Gras polyinsaturés

Ces gras contribuent à réduire le cholestérol sanguin, mais semblent sensibles à un processus chimique appelé oxydation, lequel permet aux cellules des artères d'absorber les matières grasses et le cholestérol. Ils sont habituellement liquides à la température de la pièce et le demeurent au réfrigérateur. Les huiles végétales de carthame ou safran bâtard, de maïs, de tournesol, de soja et de coton sont riches en gras polyinsaturés.

Gras monoinsaturés

Les gras monoinsaturés contribuent aussi à abaisser le cholestérol sanguin mais résistent mieux à l'oxydation. Ils sont liquides à la température de la pièce mais commencent à se solidifier au réfrigérateur. Les huiles d'olive, de canola et de noix sont des sources de gras monoinsturés.

Gras trans

Les gras trans, pour lesquels on utilise aussi le terme d'huiles végétales partiellement hydrogénées, peuvent être aussi, sinon plus nuisibles à la santé que les gras saturés, car entre autres effets, ils élèvent les taux de cholestérol sanguin. Les sources les plus courantes de gras trans sont les matières grasses végétales durcies, telle la margarine ou la graisse (shortening), et les produits qui en contiennent : biscuits, craquelins et certains aliments préparés.

Faible en gras, faible en calories?

Les aliments «faibles en gras», «réduits en gras» et «légers» peuvent être faibles ou du moins plus faibles en gras. Mais ne vous laissez pas berner par l'étiquette. Certains aliments préparés dont on fait la promotion de leur «faible teneur en gras» sont riches en calories et bien peu nutritifs. D'autre part, les fruits, les légumes, les pains et les céréales à grains entiers sont naturellement faibles en matières grasses et en calories. Pour éviter le piège, surveillez les gras, calories et nutriments de tous les aliments que vous mangez. Ces trois éléments sont importants, et un simple coup d'œil sur les grammes de gras ne vous indique pas tout ce que vous devez savoir.

Prenez aussi tous vos aliments en petites portions, y compris ceux faibles en matières grasses.

Viande maigre

La quantité de gras dans le bœuf varie en fonction des «marbrures» dans la viande, ces particules blanches de graisse réparties dans la viande. Pour réduire le gras, choisissez les coupes de bœuf les moins marbrées :
- la ronde;
- l'aloyau ou le filet;
- le bœuf haché maigre ou extra-maigre.
- Vérifiez aussi la qualité de la viande de bœuf :
- «Première qualité», contient beaucoup de gras.
- «De choix», en contient un peu moins.
- «Sélecte», contient moins de gras et de calories.
- Lorsque c'est possible, utilisez de la volaille (viande blanche, peau et gras enlevés) ou des fruits de mer plutôt que du bœuf.

Même un aliment faible en gras peut faire engraisser, ce qui arrive lorsque vous réduisez votre ingestion de gras mais prenez trop de calories. Un trop grand nombre de calories de quelque provenance que ce soit ajoute des kilos. Réduire les matières grasses au point d'éliminer tout aliment gras de votre diète prive l'organisme des éléments nutritifs nécessaires contenus dans ces aliments.

Glucides (hydrates de carbone)

Si vous mangez moins de matières grasses, il y fort à parier que vous comblez ce vide par autre chose… probablement par des glucides. Les glucides sont le combustible dont le corps a besoin pour fonctionner. Par exemple, le cerveau tire principalement son énergie des glucides. La plupart d'entre eux proviennent des plantes. Les pains, les céréales, les légumes, les fruits et les légumineuses, tels les pois et les haricots, sont des sources typiques de glucides. Les produits laitiers sont les seuls aliments de provenance animale contenant des quantités substantielles de glucides.

Les glucides sont constitués d'«unités» de sucre. Leur nombre et leur complexité déterminent s'il s'agit de glucides simples (sucres) ou complexes (amidons et fibres).

Les glucides simples ne se composent que d'une ou deux unités de sucre. On les trouve dans le lait, les fruits et quelques légumes. Cependant, dans la diète de la plupart des gens, les sucres ajoutés et les aliments préparés en sont les principales sources. Le sucre de table est une forme pure de glucide simple.

Les glucides complexes, amidons et fibres, consistent en combinaisons ou chaînes d'unités de sucre. Contrairement aux glucides simples que le corps absorbe en une étape, les amidons sont habituellement absorbés en plusieurs étapes. Les fibres sont tellement complexes qu'elles ne sont même pas digérées. Les glucides complexes sont fournis par les grains et les aliments à base de grains, tels les pains, les céréales et les pâtes. Les pommes de terre et certains autres légumes, tels le maïs et la courge, contiennent beaucoup d'amidon.

Les sucres et les amidons fournissent 17 kJ (4 cal) au gramme, tandis que les fibres n'ont aucune valeur calorique parce qu'elles ne sont pas absorbées. Elles contribuent par contre à faciliter le transit des aliments dans le tube digestif et peuvent ralentir l'absorption des calories.

Teneur élevée en fibres

Les experts en santé attirent de plus en plus l'attention sur le rôle important de certains glucides complexes dans la diète, manifestant un intérêt particulier pour les aliments riches en fibres et en éléments nutritifs, tels les grains entiers, les légumes et les légumineuses (voir la page 76). Les glucides à teneur élevée en fibres sont digérés plus lentement et en conséquence, élèvent plus lentement le niveau de sucre sanguin. En mangeant des aliments riches en fibres, les diabétiques gardent leur taux de glucose sanguin à un niveau moins élevé. En comparaison, les glucides pauvres en fibres sont digérés plus rapidement et élèvent donc rapidement la glycémie. Les fibres protègent également contre la maladie coronarienne.

Sources de glucides

Les experts en nutrition s'entendent généralement pour admettre que 55 à 60% des calories ingérées quotidiennement devraient provenir des glucides. Mais les glucides n'étant pas de même qualité, il devient de plus en plus évident qu'il est nécessaire de bien choisir ceux que vous mangez.

Éloignez-vous des glucides simples, tels le sucre de table et autres édulcorants, et limitez les jus de fruits avec sucre ajouté, leur préférant le jus nature ou le fruit même. Évitez de manger trop de glucides complexes à faible teneur en fibres. Tentez plutôt de prendre beaucoup de glucides riches en fibres, tels les pains de grains entiers et les pâtes, le riz brun, le bulgur et les légumes crus ou légèrement cuits.

Glucides et excès de poids

Les glucides ne vous font pas engraisser; mais les calories en trop le font. Dernièrement, la presse populaire a démontré un intérêt particulier pour les gens qui prônent des diètes faibles en glucides mais riches en protéines, diètes existant depuis des décades sous une forme ou une autre mais n'ayant jamais fait l'objet de recherche. Ils promettent de vous laisser manger autant de viande et de fromage que vous le désirez, et maigrir quand même.

Ces diètes font mauvaise presse aux glucides sous prétexte qu'ils contribuent à l'obésité en stimulant la sécrétion d'insuline, laquelle favorise le gras corporel. Il est vrai que les glucides stimulent la sécrétion d'insuline immédiatement après avoir mangé, car c'est le processus normal leur permettant d'être absorbés dans les cellules. Cependant, vous ne prenez du poids avec une diète riche en glucides que si vous consommez trop de calories. Quelle que soit sa provenance, un excès de calories fait engraisser.

Les adeptes des diètes riches en protéines prétendent que l'absorption de glucides provoque une résistance à l'insuline et des taux de sucre sanguin chroniquement élevés. En réalité, l'obésité, l'inactivité et les prédispositions héréditaires sont les causes d'une glycémie chroniquement élevée, appelée diabète.

De plus, certaines diètes faibles en glucides limitent les pains, les céréales à grains entiers, les fruits et les légumes, mettant plutôt l'accent sur la consommation de lait, de viande et de matières grasses. Le lait entier et la viande regorgent de gras saturés et de cholestérol, lesquels contribuent à la maladie coronarienne, sans compter la teneur totale en matières grasses des produits laitiers et de la viande qui favorise également l'obésité et certains cancers.

Ne contenant aucun cholestérol, les aliments d'origine végétale, tels les pains, les céréales à grains entiers, les fruits et les légumes, ne sont pas seulement faibles en matières grasses et en gras saturés, ils sont riches en vitamines essentielles, en minéraux et autres éléments nutritifs qui combattent la maladie, tels les fibres, les antioxidants et les isoflavones. Ces phytochimiques protègent contre des maladies graves telles que le cancer, l'ostéoporose, l'hypertension artérielle et la maladie cardiaque. N'ajoutez pas foi aux rumeurs car en réalité, de nombreux aliments riches en glucides sont sains et constituent une partie importance d'un programme d'amaigrissement.

Grosseur des portions

La grosseur d'une portion est souvent sous-estimée. Vous pensez peut-être qu'une «louche est égale à une portion», mais ceci est habituellement loin de la réalité. Une portion peut être bien plus petite que vous l'imaginez. Au début, vous trouverez utile de mesurer et de peser vos aliments. Après quelque temps, vous les mesurerez plus facilement à l'œil. En utilisant ces suggestions comme guide, vous pourrez remiser votre balance de cuisine et commencer à surveiller vos progrès sur celle de la salle de bain :

Grosseur des portions

Une portion de...	A environ la taille...
Viande ou poisson (85 g (3 oz))	d'un jeu de cartes
Fromage (43g (1-1/2 oz))	deux dés à jouer

Il est spécialement important de surveiller la grosseur des portions lorsque vous mangez au restaurant. La plupart des restaurants servent des portions exagérées, mais vous n'êtes pas obligé de manger tout ce qu'il y a dans votre assiette. Utilisez les messages en début de chapitre pour diviser les portions lorsque vous mangez au restaurant, et emportez le reste pour le lunch du lendemain.

Densité énergétique

Il semble que ce soit encore une promesse farfelue que de se sentir rassasié en avalant moins de calories. Cependant, des études démontrent que ce concept est plein de bon sens. Les scientifiques de l'Université d'état de la Pennsylvanie et de l'Université de l'Alabama, à Birmingham, ont étudié le concept de la densité énergétique et l'ont testé en laboratoire sur des humains. Les personnes qui participaient à l'étude ont maigri considérablement et n'ont pas repris les kilos perdus, diminuant ainsi le risque de maladies reliées au poids.

La densité énergétique, c'est tout simplement le nombre de calories fourni par un volume déterminé de nourriture. Les aliments à forte teneur en matières grasses ont une haute densité énergétique, c'est-à-dire qu'un petit volume de ces aliments contient beaucoup de calories. Par contre, un gros volume d'aliments à forte teneur en eau et en fibres contient habituellement peu de calories. On dit de ces aliments qu'ils sont à faible densité énergétique. Mais, tous les aliments à forte densité énergétique ne sont pas nécessairement riches en matières grasses, tel le sucre dont la densité énergétique est élevée. De même, les aliments riches en fibres n'ont pas tous une faible densité énergétique.

Visualisez un contenant de 60 ml (2 oz) rempli de raisins secs. C'est un assez petit volume. Visualisez maintenant un contenant de 250 ml (2 t) presque rempli de raisins frais. Chacun des contenants contient approximativement la même quantité de fibres et environ 418 kJ (100 cal), mais le volume des raisins frais est presque 8 fois celui des raisins secs.

Vous vous demandez peut-être comment une telle chose est possible, considérant qu'il s'agit tout simplement de raisins qui ont séché. Au séchage, les raisins perdent presque toute leur eau. Dans les raisins frais, cette eau augmente le volume de l'aliment sans augmenter le nombre des calories. Il faut alors un plus gros volume d'aliments pour le même nombre de calories. Les raisins secs ont donc une densité énergétique beaucoup plus élevée que les raisins frais. En conséquence, tentez d'incorporer à votre diète le plus grand nombre possible d'aliments à faible densité énergétique. Vous obtiendrez plus de renseignements sur ce sujet dans le chapitre 7.

Notions sur les groupes alimentaires

Les notions d'une alimentation de qualité qui seront élaborées dans le prochain chapitre reposent sur la densité énergétique et les groupes alimentaires suivants : fruits, légumes, glucides, protéines et produits laitiers, matières grasses, et sucreries. Voyons ces groupes en détail.

Fruits et légumes

Vous pouvez les savourer crus ou cuits, seuls ou avec d'autres plats, dans les soupes et les salades, comme entrées, plat principal ou desserts. Les fruits et les légumes constituent un univers de saveurs, de textures et de couleurs. Ils donnent une nouvelle signification au terme «bien manger». Ils procurent non seulement un plaisir sensoriel, mais favorisent également la santé par leurs nutriments qui semblent prévenir certaines maladies. Avec les fruits et les légumes, vous obtenez un bon rapport qualité-prix parce qu'ils sont très nutritifs et faibles en calories.

La plupart des fruits et des légumes sont à faible densité énergétique parce qu'ils contiennent beaucoup de fibres et d'eau, deux nutriments importants qui ne fournissent aucune calorie, mais créent le sentiment d'avoir mangé à sa faim. Vous pouvez améliorer votre diète sans réduire le volume des aliments que vous consommez en mangeant plus de fruits et de légumes plutôt que des aliments plus gras et plus caloriques. Dégustez un nouveau fruit ou un nouveau légume chaque semaine. Déterminez vos préférences et régalez-vous souvent.

Légumes. Les légumes ne contiennent pas de cholestérol et sont naturellement faibles en matières grasses, en sodium et en calories. De plus, ils ont une forte teneur en fibres et en phyto-chimiques. Il est préférable de consommer des légumes frais, mais les légumes congelés sont aussi très bons. La plupart des légumes en conserve contiennent beaucoup de sodium, lequel est utilisé comme agent de conservation lors de la mise en boîte. Si vous utilisez des légumes en conserve, recherchez l'indication «sans sel ajouté» sur l'étiquette ou assurez-vous de bien les rincer.

Lorsque vous achetez des légumes frais, choisissez de préférence les légumes de saison. Voyez à ce qu'ils soient de couleur vive, sans défaut, de forme caractéristique et de bonne taille. Les légumes feuilles ou les légumes verts doivent être croustillants, toute flétrissure indiquant un manque de fraîcheur. N'en achetez que peu à la fois, car les garder trop longtemps diminue leur valeur nutritive et en altère le goût.

Ne lavez pas les légumes avant de les ranger. Mettez-les au réfrigérateur, sauf les légumes racines tels que les pommes de terre, les navets, les ignames et les rutabagas que vous conservez dans un endroit sombre et frais. Assurez-vous que tous les légumes frais soient secs avant de les ranger.

Lors de la préparation, lavez vos légumes pour enlever les résidus de terre et de pesticide. Lorsque c'est possible, mangez vos légumes non pelés parce que la pelure contient un grand nombre de nutriments, y compris des fibres. Si vous les cuisez, procédez le plus rapidement possible. Une trop longue exposition à des températures élevées élimine certains éléments nutritifs.

Vous pouvez, et devez, manger beaucoup de légumes crus. Préparez et gardez au réfrigérateur des poivrons, du brocoli, des carottes, du chou-fleur, du céleri, des tomates cerises et autres légumes crus pour vos collations. Si vous aimez tremper vos crudités, préparez votre propre trempette avec du yogourt ou du fromage cottage allégé ou sans gras, mélangé à des fines herbes et des assaisonnements, ou choisissez une trempette commerciale allégée ou sans gras.

Fruits. Comme les légumes, les fruits sont de formidables sources de fibres, de vitamines, de minéraux et autres phytochimiques. À part l'avocat, les fruits sont faibles en calories et pratiquement sans matières grasses. Ils contribuent à la maîtrise de la masse corporelle et réduisent le risque de maladies reliées au poids. Les fruits frais sont toujours les meilleurs, mais les fruits congelés sans sucre ajouté et les fruits en boîte, dans leur propre jus ou dans l'eau, sont acceptables. Ne recourez que parcimonieusement aux fruits séchés, tels les raisins secs et les pruneaux, parce qu'étant des sources concentrées de calories, leurs densité énergétique est élevée, c'est-à-dire qu'un petit volume de fruits séchés fournit beaucoup de calories.

Les fruits font d'excellentes collations. Si vous avez faim entre les repas, ou si vous avez la dent sucrée, gardez un bol de fruits frais à portée de la main. Les fruits font également partie d'un repas équilibré. Ajoutez des fruits dans vos céréales le matin, dans votre salade pour le lunch, ou utilisez-les au dessert.

Tout comme pour les légumes, pour avoir des fruits plus frais, achetez des fruits de saison, cultivés le plus près possible de votre région. Choisissez aussi des fruits qui vous semblent lourds pour leur taille. Sentez-les pour déceler leur odeur caractéristique.

Lavez tous les fruits à fond sous le robinet avant de les couper ou les consommer. Comme les légumes, mangez-les non pelés pour obtenir une texture et des nutriments additionnels, dont les fibres. Ne préparez les fruits frais qu'au moment de les servir pour en maximiser la saveur, la texture et les éléments nutritifs. Certaines salades sont meilleures après un temps de refroidissement pour marier les saveurs.

Glucides

On vous a déjà parlé dans ce chapitre des glucides comme nutriments (voir la page 72). Dans le chapitre 7, le terme «glucides» est aussi utilisé comme groupe alimentaire, plus précisément celui des grains (comprenant les pains, les céréales, le riz et les pâtes à grains entiers) et des féculents tels le maïs, les pommes de terre et certaines courges. La densité énergétique des glucides varie. Les glucides tels que les croissants, les craquelins, et les pains de dessert sont riches en matières grasses et en calories et ont une densité énergétique élevée. Habituellement, plus les glucides sont complexes, plus la densité énergétique est faible. N'oubliez pas que les fibres et l'eau ajoutent du volume sans ajouter de calories. En conséquence, plus la teneur en fibres et en eau est élevée, plus la densité énergétique du glucide est faible.

Choisissez des pains et des céréales, du riz et des pâtes à grains entiers plutôt que des produits raffinés. Les grains entiers comprennent le son et le germe, d'où les fibres. Les grains entiers sont aussi d'importantes sources de minéraux, de vitamines A, E et B-6, sélénium, zinc, cuivre et fer.

En choisissant vos produits de grains, rechercher sur l'étiquette et dans la liste des ingrédients le mot «entier», tel que dans les expressions «grains entiers» ou «blé entier». Les produits à grains entiers devraient être parmi les premiers dans cette liste.

Protéines et produits laitiers

Les protéines sont essentielles à la vie puisque chaque cellule de votre corps en contient. Les tissus cutanés, osseux, musculaires et organiques sont faits de protéines, et on en trouve aussi dans le sang, les hormones et les enzymes. Les protéines sont également des nutriments contenus dans les aliments. Comme les glucides, les protéines fournissent 17 kJ (4 cal) par gramme.

Légumineuses?

Le terme «légumineuse» réfère à une grande famille de plantes comprenant les haricots, les lentilles et les pois dont les graines se développent dans une gousse et habituellement séchées pour la commodité de l'entreposage. Les légumineuses sont riches en fibres et en protéines.

Certains des haricots les plus connus sont les haricots noirs, les haricots rouges, les haricots blancs, les cocos rosés, les haricots de Lima, les haricots de soja. Chez les pois on trouve les cornilles, les pois chiches, et les pois cassés verts ou jaunes. Les lentilles sont le plus souvent brunes, vertes, oranges ou roses.

Conseils

- Achetez des légumineuses récemment séchées car elles cuisent plus rapidement.
- Recherchez des légumineuses de même taille car elles cuisent uniformément.
- Conservez les légumineuses à la température de la pièce, à l'abri de la lumière, de la chaleur et de l'humidité, car vous les garderez presque une année.
- Faites tremper les légumineuses avant de les cuire. Les réhydrater favorise une cuisson uniforme. Les pois cassés et les lentilles n'ont pas besoin de trempage.
- Utilisez des légumineuses en conserve pour leur côté pratique, mais rincez-les bien pour éliminer le sel ajouté lors de la mise en conserve. Vous pouvez également faire cuire vos propres légumineuses et les congeler pour une utilisation future. Elles se conserveront presque une année.

Les protéines forment aussi un groupe alimentaire. Les aliments riches en protéines comprennent les légumineuses, le poisson, les viandes maigres et les produits laitiers allégés, tels les laits, fromages et yogourts allégés ou sans gras. Les gens considèrent généralement que les produits laitiers ne sont riches qu'en calcium, mais ce sont aussi de bonnes sources de protéines. Comme vous le constaterez, dans le chapitre 7, la plupart des aliments suggérés proviennent des groupes des légumes, des fruits et des glucides. Mais le groupe des protéines et produits laitiers est également important.

Bien qu'une excellente source de protéines et de calcium, essentiel à la santé des os, les produits de lait entier sont riches en calories et en matières grasses, plus spécialement en gras saturés. Par contre, les produits laitiers allégés (1%) et écrémés ont la même valeur nutritive, sans ajout de matières grasses et de calories. Leur densité énergétique est aussi relativement faible parce qu'ils contiennent beaucoup d'eau.

Matières grasses

Ce groupe comprend des aliments et produits principalement composés de gras, tels les huiles, les margarines, les beurres, les sauces à salade et les mayonnaises. Bien que les noix contiennent des protéines, elles sont placées dans ce groupe parce qu'elles sont riches en matières grasses.

Un verre de 250 ml (8 oz) de lait contient...

	Matières grasses	Gras saturés	Cholestérol	Protéines	Kilojoules (calories)
	Grammes	Grammes	Milligrammes	Grammes	
Lait entier (3,5% de gras)	8	5	34	8	628 kJ (150 cal)
Lait réduit en gras (2% de gras)	5	3	18	8	502 kJ (120 cal)
Lait allégé (1% de gras)	3	2	10	8	418 kJ (100 cal)
Lait écrémé	0	0	4	8	355 kJ (85 cal)

Abbreviations: g, grams; mg, milligrams

Les matières grasses les plus saines sont riches en gras monoinsaturés, telles l'huile d'olive, l'huile de canola et les noix. Limitez votre consommation de gras saturés, beurre, lard et huiles tropicales de palme et de coco, parce qu'ils élèvent les taux de cholestérol. Toutes les matières grasses, même les plus saines, ne devraient être consommées qu'avec parcimonie parce que leur densité énergétique est élevée.

Sucreries

Il n'est pas nécessaire de renoncer à toutes les sucreries, ce serait irréaliste. Toutefois, soyez prudent dans le choix et les portions. Les sucreries traditionnelles et les desserts sont des sources importantes de calories, la plupart provenant du sucre, des matières grasses ou des deux. Leur densité énergétique est élevée et leur valeur nutritive faible.

Assurez-vous de réussir en ne gardant pas de desserts et de sucreries riches en calories et en matières grasses dans votre réfrigérateur et vos armoires. Éloigner la tentation avant de succomber est facile et efficace. Planifiez les célébrations, qu'il s'agisse d'une réception, d'un anniversaire ou fête quelconque. Réduisez vos calories ce jour-là par quelques exercices supplémentaires ou en ne mangeant des sucreries qu'à cette seule occasion au cours de la semaine.

Le groupe des sucreries comprend : bonbons, gâteaux, biscuits, muffins, tartes, beignets et desserts congelés, tous riches en calories mais pauvres en éléments nutritifs. Ces aliments devraient être limités et pour vos choix de desserts, préférez le gâteau des anges, les gaufres à la vanille, les biscuits aux figues, le yogourt glacé allégé ou les sorbets.

Apprenez à connaître ces groupes alimentaires et pensez-y à l'épicerie, dans la cuisine et même au restaurant.

Achats avisés

Une diète favorisant un poids santé commence au marché d'alimentation. Parce que tant de choix s'offrent à vous, faire les achats devient un défi. Mais, ne paniquez pas. Suivez ces quatre règles et vous ne fléchirez pas. Préparez une liste d'achats. N'y allez pas l'estomac vide. Demeurez dans les allées périphériques. Lisez les étiquettes nutritionnelles.

Étape 1 – Liste d'achats

À l'aide des recettes du prochain chapitre ou des vôtres, basées sur la Pyramide alimentaire poids santé de la Clinique Mayo, préparez et utilisez vos menus de la semaine pour dresser une liste des articles à acheter. Cette liste permet de faire votre marché de façon plus éfficace. Elle évite les achats impulsifs et réduit l'anxiété. N'achetez que les articles inscrits sur votre liste. Si vous faites habituellement tous vos achats dans le même marché d'alimentation, dressez une liste maîtresse tenant compte de l'emplacement des articles.

Étape 2 – Estomac plein

Il est plus facile de faire des achats impulsifs et de succomber aux «grignotines», riches en matières grasses, calories et sodium, lorsque l'on a faim. Pour éviter les tentations, faites vos achats après avoir pris un bon repas. Cependant, parfois c'est impossible. La meilleure chose à faire alors pour ne pas avoir l'estomac vide, c'est de boire de l'eau et de manger un fruit frais avant de faire son marché.

Étape 3 – Allées périphériques

Avez-vous remarqué que les aliments les plus frais et les plus sains sont habituellement étalés le long des murs? Visualisez votre marché d'alimentation et suivez les allées périphériques. Voyez-vous la section des fruits et légumes, de la boulangerie, des fruits de mer, des viandes et des produits laitiers? Vous les visualisez probablement toutes, ou enfin la plupart d'entre elles. Même si vous trouvez aussi de bonnes choses dans les allées centrales, tels les grains et les pâtes, la plupart des articles que vous achèterez seront pris dans les allées périphériques du magasin.

Étape 4 – Étiquettes nutritionnelles

Depuis quelques années, les produits emballés ont une étiquette nutritionnelle. Elle permet de vérifier rapidement la valeur nutritive d'un aliment.

Chaque étiquette vous fournit l'information sur :

La grosseur d'une portion.
La grosseur d'une portion et le nombre de portions dans l'emballage y sont inscrits. Vérifiez si la portion indiquée correspond à celle que vous prenez vraiment. Si vous en mangez davantage, le nombre de calories et de nutriments que vous prenez sont plus élevés.

La teneur en matières grasses. Utilisez cette information pour compter le total des matières grasses que vous absorbez. Pour une diète de 4 185 kJ (1 000 cal), le maximum devrait être de 30 à 35 grammes, et pour une diète de 5 860 kJ (1 400 cal), le maximum devrait être de 45 grammes. Ces quantités conserveront le taux des matières grasses au niveau recommandé, soit moins de 30% de votre ingestion quotidienne de calories.

Les apports quotidiens recommandés. Ces valeurs représentent

Information nutritionnelle
Portion : 6 gaufrettes (28 g)
Portion par contenant : environ 10

Quantité par portion	
Kilojoules (calories) 540 (130)	
Provenant du gras 166 (40)	

	% de l'apport quotidien*
matières grasses 4,5 g	**7%**
Gras saturés 1 g	**4%**
Gras polyinsaturés 0 g	
Gras mono insaturés 1,5 g	
Cholestérol 0 mg	**0%**
Sodium 130 mg	**5%**
Total des glucides 20 mg	**7%**
Fibres 3 g	**13%**
Sucres moins de 1 g	
Protéines 3 g	

Vitamine A 4%	•	Vitamine C 0%
Calcium 0%	•	Fer 6%
Phosphore 10%		

* Le pourcentage de l'apport quotidien est basé sur une diète de 8 000 kJ (2 000 cal). Ces valeurs quotidiennes peuvent être plus élevées ou plus basses selon vos besoins caloriques :

		Kilojoules	8 000	10 000 kJ
		(calories)	(2 000)	(2 500 cal)
Total des matières grasses				
	Moins de		65 g	80 g
Gras saturés	Moins de		20 g	25 g
Cholestérol	Moins de		300 mg	300 mg
Sodium	Moins de		2 400 mg	2 400 mg
Glucides			300g	375g
Total des fibres provenant des glucides				
			25 g	30 g

les apports quotidiens souhaitables pour des diètes de 8 000 kJ (2 000 cal) et de 10 000 kJ (2 500 cal). Le pourcentage de l'apport quotidien indique ce que représente une portion relativement à l'apport quotidien recommandé, basé sur une diète de 8 000 kJ (2 000 cal). N'oubliez pas que pour maigrir, vous devrez probablement prendre moins que 8 000 kJ (2 000 cal) par jour. Choisissez des aliments ayant de fortes valeurs quotidiennes de nutriments sains, tels les fibres, les vitamines et les minéraux.

Certaines étiquettes nutritionnelles comportent également des indications normalisées. Vous voyez tous les jours des termes tels que «faible en matières grasses» et «bonne source de fibres». Mais connaissez-vous leur véritable signification? Les offices d'aliments et drogues ont beaucoup aidé le consommateur en normalisant ces messages parce qu'ils évitent la confusion. Vérifiez le tableau ci-après. Fort de ces connaissances additionnelles, vous serez mieux armé pour parcourir les allées du marché d'alimentation.

Surveillez ces mots clés sur les étiquettes alimentaires

MOTS CLÉS	SIGNIFICATION
Allégé	*Teneur en gras* : contient 50% moins de gras qu'un produit comparable. *Teneur en calories* : contient 33% moins de kilojoules (calories) qu'un produit comparable Et 50% moins de calories provenant des matières grasses. *Teneur en sodium* : contient au moins 50% moins de sodium qu'un produit comparable, est faible en kilojoules (calories) et en matières grasses.
Teneur réduite en...	*Exemples* : réduite en sodium, réduite en gras. Contient au moins 25% moins de l'élément indiqué qu'un produit comparable.
Sans...	*Exemples* : sans gras, sans sucre. Ne contient aucune quantité ou une quantité négligeable de l'élément mentionné, tel gras, gras saturés, cholestérol, sodium, sucre ou kilojoules (calories).
Faible en...	*Exemples* : faible en gras, faible en sodium, faible en kilojoules (calories). *Pour le gras* : contient 3 g ou moins de matières grasses. *Pour le cholestérol* : contient 20 mg ou

	moins de cholestérol et pas plus de 2 g de gras saturés. *Pour les gras saturés* : contient 1 g ou moins de gras saturés. *Pour le sodium* : contient 140 mg ou moins de sodium. *Pour les kilojoules (calories)* : contient 170 kJ (40 cal) ou moins.
Élevé en...	*Exemples* : élevé en fibres, élevé en vitamine C. Contient au moins 20% de l'apport quotidien recommandé pour un élément nutritif (basé sur une diète de 8 000 kJ (2 000 cal).
Bonne source de...	*Exemples* : bonne source de fer, bonne source de fibres. Contient de 10% à 19% de l'apport quotidien recommandé pour un élément nutritif (basé sur une diète de 8 000 kJ (2 000 cal).

Mode de cuisson santé

Adopter un mode de cuisson santé ne signifie pas devenir un grand maître queux ou investir dans une batterie de cuisine spéciale, mais simplement utiliser des méthodes de cuisson ordinaires pour préparer des aliments de façon saine. Une des modifications les plus importantes que vous devez apporter à la préparation de vos repas est l'utilisation de peu ou pas d'huile. La cuisine santé n'est pas difficile mais exige une nouvelle approche. Lorsque vous serez habitué à ces techniques de cuisine sans gras ou presque, elles deviendront une seconde nature.

• Enlevez tout le gras visible de la viande avant de la faire cuire et retirez le gras qui en est sorti durant la cuisson. Enlevez le gras des soupes, bouillis et sauces en les refroidissant préalablement pour vous faciliter la tâche.

- Utilisez des méthodes de cuisson sans gras ou presque. Choisissez des recettes exigeant de cuire au four, griller, rôtir, bouillir, braiser, pocher, sauter ou cuire à l'étuvée. Faites sauter les légumes et la viande dans du vin, de l'eau ou du bouillon plutôt que dans du beurre.
- Utiliser l'huile avec parcimonie. Choisissez de l'huile d'olive, d'arachide ou de canola, lesquelles sont plus faibles en gras saturés.
- Utilisez des ustensiles non-adhésifs qui élimine le besoin d'huile ou de beurre.
- Utilisez des antiadhésifs sous pression pour cuire les légumes plutôt que de l'huile ou du beurre.

Manipulation sécuritaire des aliments

Voici des conseils pour une manipulation sécuritaire des aliments :

- **Prévoyance.** Faites décongeler les viandes et autres aliments congelés au réfrigérateur, et non sur le comptoir de la cuisine.
- **Prudence.** N'achetez pas d'aliments en boîte ou en pot avec des bords dentés ou des couvercles bombés.
- **Hygiène.** Lavez-vous les mains avec du savon et de l'eau avant de préparer la nourriture. Rincez à fond les fruits et légumes ou pelez-les et enlevez les feuilles. Lavez vos couteaux et surfaces fréquemment, spécialement après avoir préparé de la viande crue et avant de préparer d'autres aliments. Lavez souvent les linges à vaisselle et torchons.
- **Degré de cuisson.** Utilisez un thermomètre. La viande rouge doit avoir une température interne de 71 C (160 F) et la volaille de 82 C (180 F). Cuisez le poisson jusqu'à ce qu'il s'effeuille facilement à la fourchette. Cuisez les œufs jusqu'à ce que le jaune soit ferme et ne coule plus.
- **Vigilance.** Vérifiez toujours la date de péremption des aliments. Utilisez les viandes fraîches dans les 3 à 5 jours qui suivent l'achat, ou congelez-les immédiatement. Utilisez les volailles, poissons et viandes hachées au plus tard 1 ou 2 jours après l'achat, ou congelez-les immédiatement. Réfrigérez ou congelez les restes dans les deux heures qui suivent la cuisson.

Nouvelles saveurs

Vous pouvez rehausser la saveur des aliments avec des herbes, des épices ou des condiments faibles en calories. Soyez créatif. Faites pocher le poisson dans un bouillon maigre, du vin et des fines herbes.

Recouvrez un poulet grillé de salsa fraîche. Rendez les viandes plus savoureuses avec des marinades faibles en matières grasses ou des herbes et des épices : feuille de laurier, poivre noir, poivre de Cayenne, moutarde sèche, ail, gingembre, poivre vert, sauge, marjolaine, oignon, origan et thym.

Méthodes de cuisson santé

Toutes ces méthodes de cuisson n'ajouteront que peu ou pas de matières grasses aux aliments que vous cuisinez :

Au four. Cuire les aliments couverts ou non, dans un four ou autre appareil semblable.

Braiser. Commencer par dorer les aliments, couvrir et laisser mijoter avec un peu de liquide.

Griller. Cuire directement sous la source de chaleur dans un four ou autre appareil semblable.

Pocher. Cuire dans un liquide, tel un bouillon, vinaigre ou jus, en vous assurant que l'aliment garde sa forme en cuisant.

Rôtir. Cuire les aliments couverts ou non, dans un four ou autre appareil semblable; se fait comme la cuisson au four mais à température plus élevée.

Sauter. Cuire les aliments rapidement dans une poêle avec une petite quantité d'huile. Pour certaines recettes, il est possible d'utiliser du bouillon, des anti-adhésifs sous pression ou de l'eau au lieu de l'huile.

À l'étuvée. Cuire les aliments dans un panier perforé au-dessus d'une petite quantité d'eau bouillante. On dit aussi à l'étouffée.

Friture sautée. Cuire en remuant des petits morceaux d'aliments dans une poêle chaude (souvent un wok) contenant un peu d'huile.

Modification des recettes

Maintenant que vous êtes un acheteur perspicace ayant bien rangé tous les aliments appropriés, qu'en ferez-vous? Vous pouvez certainement concocter de nouveaux petits plats à l'aide des recettes de la section «Guide couleur d'une saine alimentation» (voir les pages G7 à G16, et aussi 225 et suiv.), mais vous pouvez aussi modifier vos recettes préférées. En vous guidant sur le tableau de la page 87, tentez de substituer les ingrédients faibles en matières grasses et en calories de la colonne de droite à ceux de la colonne de gauche.

Vie plus épicée

Vous serez surpris par le nombre de possibilités pour rehausser la saveur des aliments sans ajouter de matières grasses, de sel ou de sucre. Les herbes et les épices ajoutent de la couleur, de la saveur et un arôme formidable. Essayez un nouvel assaisonnement chaque jour. Voyons de plus près l'utilité de ces aromates et épices. Nous vous indiquons ci-après si ces herbes et épices se cultivent à l'intérieur ou à l'extérieur, mais à cause du climat, certaines vivaces sont cultivées au Québec comme des annuelles, ou ne peuvent y être cultivées. Il serait bon de vous informer dans un centre de jardinage.

Basilic. C'est une herbe sucrée, avec un petit goût de clou de girofle. Il en existe plusieurs variétés : basilic sucré, petit basilic, basilic citronné et autres. Utilisez le basilic dans les plats italiens, spécialement avec les tomates, les pâtes, le poulet, le poisson et les fruits de mer. Le basilic peut se cultiver à l'intérieur ou à l'extérieur.

Feuille de laurier. Cette herbe, d'un goût âcre et boisé, a aussi une légère saveur de cannelle. Elle convient aux ragoûts et aux légumineuses, et se cultive à l'intérieur ou à l'extérieur.

Carvi. Les graines de carvi ont une saveur de noix et de réglisse. Utilisez le carvi avec des légumes cuits, tels betteraves, choux, carottes, pommes de terre, navets et courges. Il se cultive à l'extérieur.

Cerfeuil. Le cerfeuil a un goût subtil de céleri et de réglisse. Il est excellent dans les salades vertes et avec le poisson, les fruits de mer, le poulet, les pois, les haricots verts et les tomates. Cette herbe se cultive à l'intérieur ou à l'extérieur.

Substitutions

Ingrédient demandé dans une recette	Ingrédient de substitution
Beurre Margarine Graisse Huile	Bouillon de légumes faible en matières grasses pour faire sauter. Pour la pâtisserie, remplacer la moitié du beurre, de la graisse ou de l'huile par une quantité égale de sauce aux pommes, purée de pruneaux ou substituts commerciaux. Afin de ne pas obtenir des pâtisseries lourdes, détrempées ou non levées, ne pas remplacer le beurre ou la graisse par de l'huile, et ne pas remplacer la margarine ordinaire par de la margarine diète fouettée ou autre.
Lait entier	Lait 1% ou 2%.
Lait évaporé	Lait évaporé écrémé.
Œufs	Substitut commercial. Une demi-tasse du produit équivaut habituellement à 2 œufs. Dans la plupart des recettes, il est possible de substituer un œuf entier par deux blancs d'œuf.
Crème sure	Yogourt nature sans gras ou crème sure allégée. La crème sure sans gras ne convient pas pour la pâtisserie.
Fromage à la crème	Fromage à la crème allégé, Neufchatel, ou purée homogène de fromage cottage allégé. Le fromage à la crème sans gras ne convient pas pour la pâtisserie.
Chocolat	Moins de chocolat, mais de haute qualité et en petits morceaux pour une meilleure répartition. Pour moins de gras saturés, remplacer dans les recettes une partie du chocolat solide par un cacao de qualité et de l'huile ou sirop de maïs. 1 carré de chocolat non sucré = 45 ml (3 c. à table) de cacao et 15 ml (1 c. à table) d'huile; 1 carré de chocolat mi-sucré = 45 ml (3 c. à table) de cacao et 15 ml (1 c. à table) de sirop de maïs.
Noix	Moins de noix en plus petits morceaux.
Croûtes (dessus et dessous) de tarte	Une seule croûte, le dessus ou le dessous à votre guise. Utiliser aussi des découpes pour donner un air de fête à une tarte.
Mayonnaise	Sauce à salade faible en calories; mayonnaise faible en matières grasses et réduite en calories.
Sauce à salade	Sauce à salade sans gras ou réduite en calories; vinaigres aromatisés.
Bœuf haché	Bœuf haché maigre ou extra-maigre, poulet haché ou dinde hachée. Le cheval haché est une viande naturellement extra-maigre.
Bacon	Bacon de dos ou jambon Prosciutto (italien) maigre.

Poivre de Cayenne. C'est un mélange commercial moulu de piments, cumin, origan et autres herbes et épices. Utilisez-le avec les légumineuses, dans les ragoûts et les soupes.

Coriandre. En cuisine, on utilise les feuilles fraîches (commercialement appelées cilantro) et les graines de la coriandre. Utilisez les graines moulues pour la pâtisserie, et les feuilles dans les plats mexicains, latino-américains et asiatiques. Juste avant de servir, ajoutez-les au riz, aux légumineuses, au poisson, aux fruits de mer, à la volaille, aux légumes, aux salsas et aux salades. La coriandre se cultive à l'extérieur pour obtenir des feuilles fraîches, et afin de récupérer les graines, suspendez les fleurs tête en bas au-dessus d'un sac de papier.

Cumin. On utilise ses petites graines amères et piquantes. Le cumin se vend aussi moulu. Utilisez-le dans les plats de légumes, volaille, poissons et fèves à l'Indienne, de même que dans les trempettes à base de yogourt. Le cumin ne se cultive pas au jardin.

Aneth. L'herbe tout autant que ses graines ont un léger goût de carvi. Les graines sont excellentes avec le riz et le poisson. Utilisez des feuilles fraîches d'aneth avec les fruits de mer, le poulet, le yogourt, les concombres, les haricots verts, les tomates, les pommes de terre et les betteraves. L'aneth se cultive à l'extérieur.

Gingembre. Cette épice polyvalente ajoute piquant et arôme. Utilisez le gingembre moulu dans le riz et les marinades. Utilisez-le frais, coupé ou râpé, dans les marinades et avec le poisson, la volaille, le porc et les légumes. Il ne se cultive pas au jardin.

Hysope. C'est une herbe piquante avec un léger goût de menthe. Utilisez les fleurs de l'hysope pour décorer et ses jeunes feuilles tant dans les salades vertes que les salades de fruits. L'hysope se cultive à l'extérieur.

Macis. Cette épice est l'enveloppe dentelée de la muscade. Elle a un goût de noisette doux et sucré. Ajoutez-la aux carottes, au brocoli, aux choux de Bruxelles et au chou-fleur. Le macis ne se cultive pas au jardin.

Marjolaine. Cette herbe est une proche parente de l'origan. Utilisez-la dans presque tous les plats de poisson, de viande, de volaille, d'œufs ou de légumes, tout autant que dans la sauce aux tomates. La marjolaine se cultive à l'intérieur ou à l'extérieur.

Menthe. La menthe poivrée et la menthe verte sont les plus connues, mais on compte plus de 30 variétés de cette herbe au goût frais et rafraîchissant. Les menthes au citron, à l'orange ou à la pomme ont le goût distinctif du fruit. Utilisez la menthe dans le yogourt à l'Orientale, les salades de grains, tel le taboulé, de même qu'avec les pois, les haricots, le maïs et les pommes de terre. La menthe se cultive à l'intérieur ou à l'extérieur.

Romarin. Cette herbe a le goût et l'odeur du pin. Le romarin est excellent avec la volaille et les viandes, spécialement lorsqu'elles sont grillées. Ajoutez-le aux champignons, aux pommes de terre rôties, aux farces et au melon. Le romarin croît mieux à l'extérieur, mais peut se cultiver à l'intérieur.

Safran. Ce sont les stigmates orangés des fleurs qui constituent le safran utilisé en cuisine. C'est une épice aromatique à utiliser avec parcimonie avec des fruits de mer dans la paella, le risotto, la soupe aux tomates et le couscous. Le safran ne se cultive pas au jardin.

Sauge. Cette herbe a une saveur musquée. Elle est excellente pour farcir une volaille. Utilisez-la avec le poulet, le canard, le porc, l'aubergine et dans les ragoûts de légumineuses et les soupes. La sauge croît mieux à l'extérieur, mais peut aussi se cultiver à l'intérieur.

Estragon. L'estragon a une douce saveur de réglisse. Il est excellent avec le poulet, le veau, le poisson, les fruits de mer, les œufs, de même qu'avec les tomates, les champignons et les carottes. Cette plante se cultive à l'extérieur ou à l'intérieur.

Thym. Les petites feuilles de cette plante ont un goût semblable à celui du thé à la menthe. Il en existe plusieurs variétés dont le thym au citron, le thym à l'orange, le thym français et le thym anglais. Cette herbe est délicieuse avec le poisson, les fruits de mer, la volaille, les tomates, les légumineuses, l'aubergine, les champignons, les pommes de terre et la courge d'été. Elle se cultive à l'extérieur ou à l'intérieur.

Repas au restaurant

Manger plus sainement ne crée nullement l'obligation de prendre tous vos repas à la maison. Les gens prennent de plus en plus de repas au restaurant, et cette tendance ne semble pas vouloir changer. Profitez d'un repas au restaurant pour savourer des mets délicieux que vous n'avez pas à préparer. Ces conseils vous aideront à manger sainement, même au restaurant :

Bien choisir le restaurant. Trouvez un restaurant offrant un menu varié.

Contrôler sa faim. Ne sautez aucun repas le jour où vous mangez à l'extérieur. Prenez plutôt une légère collation une heure ou deux avant de vous rendre au restaurant pour réduire votre appétit et éviter de trop manger.

Étudier les plats offerts. Plusieurs restaurants présentent sur leur menu une liste de plats santé. Lisez attentivement, le traditionnel «plat diète» peut être plus riche en matières grasses et en calories que vous le pensez.

S'expliquer clairement. Lorsque vous mangez au restaurant, le patron c'est vous. Demandez :

- des portions plus petites;
- que l'on remplace les frites par un fruit ou une salade, ou le lait 2% par du lait écrémé;
- que l'on modifie la cuisson ou les ingrédients : cuisson ou four ou sur le gril plutôt que frit, peau du poulet enlevée avant la cuisson, légumes cuits sans beurre ou margarine, moitié de la quantité de fromage, de l'huile ou de la sauce lors de la préparation;
- que l'on vous donne de la margarine non hydrogénée ou encore de l'huile d'olive plutôt que du beurre pour votre pain;
- que la salade vous soit servie en même temps que les entrées des gens qui vous accompagnent;
- que les garnitures et sauces soient servies à part.

Commander à la carte. Commander à la carte est parfois plus dispendieux, mais inévitable pour obtenir exactement ce que vous voulez avec l'avantage d'un plus grand choix et d'une quantité réduite.

Commander une entrée comme plat principal. Tentez de composer votre repas d'une soupe (non pas d'un potage fait avec de la crème) ou un bouillon et de quelques entrées. Recherchez les plats grillés, cuits au four ou à l'étuvée, et non frits dans la graisse ou l'huile.

Choisir soigneusement les condiments. Plusieurs personnes ajoutent inconsciemment du sel, du beurre, des garnitures ou des sauces à leur plat, souvent avant même d'avoir goûté le mets servi. Ne le faites pas. Des plats bien cuisinés n'en ont pas besoin.

Approcher les buffets avec circonspection. Si un buffet vous incite parfois à remplir votre assiette le plus possible afin d'en avoir pour votre argent, regardez plutôt tous les mets offerts, décidez quels sont ceux qui vous conviennent et n'en prenez pas d'autres.

Ne pas vider son assiette ou emporter les restes. Mangez lentement et arrêtez lorsque votre faim est satisfaite. Si la tentation de la finir est trop forte, demandez au serveur de l'enlever ou de mettre les restes dans un contenant pour les emporter. Commandez une entrée plutôt qu'un plat principal, partagez le plat principal avec un convive ou emportez les restes. Les portions sont plus faciles à contrôler à la maison, mais il est également possible de le faire au restaurant.

Boire avec modération. La liste des vins est invitante. Que vous mangiez à la maison ou au restaurant, la modération est de mise. Même si un verre de vin rouge à l'occasion est bon pour la santé, les boissons alcooliques élèvent la pression artérielle et les taux des triglycérides, tout en fournissant de nombreuses calories mais peu d'éléments nutritifs. Si vous prenez un verre, comptez-le comme étant une portion de matières grasses ou votre quota hebdomadaire de sucreries.

Équilibrer l'apport alimentaire. Si vous ne suivez pas une diète contrôlée, vous pouvez parfois vous offrir le luxe d'un plat riche en matières grasses. Il vous suffit alors d'établir votre menu en équilibrant ce plat avec d'autres mets faibles en gras, ou encore, laissez tomber l'entrée ou le dessert. Vous pouvez également faire en sorte que les autres repas de la journée soient pauvres en calories.

Comment réduire son poids

Chapitre 7

Savoir et pouvoir

Mémo

- Déterminez un apport en calories approprié à vos besoins.
- Sachez le nombre de portions dont vous avez besoin dans chacun des 5 groupes alimentaires de la Pyramide alimentaire poids santé de la Clinique Mayo.
- Favorisez les meilleurs choix dans chacun des groupes alimentaires pour le repas principal de la journée.
- Sachez l'importance de la grosseur des portions.
- Gardez des notes détaillées sur votre apport alimentaire quotidien, et ajustez-le au besoin.
- Mangez une variété d'aliments pris dans les 5 groupes alimentaires.
- Adoptez de saines habitudes de vie.

Fort de vos connaissances concernant une alimentation de qualité, vous pouvez maintenant les utiliser. Les médecins et nutritionnistes de la Clinique Mayo savent qu'une planification d'un programme diététique efficace pour maigrir exige une réduction du nombre des calories. Ils savent également que la santé, le goût et l'aspect pratique ne peuvent être sacrifiés, sinon le programme est abandonné. Pour réussir, il est fondamental d'adopter des habitudes d'achat, de cuisson et d'alimentation commodes et acceptables à long terme, donc faciles et économiques.

Nouvelle approche

Découvrez la nouvelle Pyramide alimentaire poids santé de la Clinique Mayo (voir page G2). Ce programme pour atteindre un poids santé a été développé à partir de la recherche et de l'expérience des médecins et nutritionnistes, et du travail avant-gardiste des experts de l'amaigrissement de l'Université de l'Alabama et de l'Université d'état de la Pennsylvanie.

La Pyramide alimentaire poids santé de la Clinique Mayo peut vous aider à maigrir tout en améliorant votre santé. Utilisez-la comme aide-mémoire pour déterminer, dans chacun des 5 groupes alimentaires, les types et quantités d'aliments dont vous avez besoin chaque jour : légumes, fruits, glucides, protéines et produits laitiers, matières grasses. Cette pyramide est basée sur le concept de la densité énergétique et met l'accent sur des aliments qui, tout en étant plus faibles en calories, comblent la faim.

La recherche démontre que la satiété, ou rassasiement, est en grande partie déterminée par le volume et le poids des aliments consommés. En choisissant des aliments à faible densité énergétique, vous consommez moins de calories et continuez à manger la même quantité d'aliments.

Les aliments à forte densité énergétique occupent un petit volume, se mangent rapidement et peuvent conduire à une forte ingestion d'énergie en peu de temps. Ces derniers comprennent non seulement la plupart des aliments riches en matières grasses, mais aussi les aliments à forte concentration en calories, tels les sucres simples, l'alcool, la «bouffe-minute» (fastfood), les sodas, les bonbons et les aliments préparés. Les fruits et les légumes frais, de même que les glucides tels que les pâtes, les pommes de terre et le riz brun occupent un gros volume, se mangent plus lentement et réduisent l'apport calorique. En d'autres mots, lorsque vous mangez plus d'aliments à faible densité énergétique, il devient plus difficile d'avaler de grandes quantités de calories, ce qui favorise l'amaigrissement tout en vous permettant d'être rassasié.

Les fibres et l'eau donnent du volume sans ajouter de calories, alors les aliments à teneur élevée en fibres ou en eau sont habituellement à faible densité énergétique. Par exemple, qu'est-ce qui vous rassasiera le plus, 15 ml (1 c. à table) de beurre ou 750 ml (3 t) de haricots verts, crus? Même si dans les deux cas, le nombre de calories est à peu près égal, il est évident que les haricots combleront votre faim à cause de l'importance de leur volume. Les haricots verts contenant de l'eau et des fibres ont une faible densité énergétique, tandis que le beurre, privé de fibres et d'eau, est riche en calories et a une forte densité énergétique.

Les aliments contenant de l'eau et riches en fibres se trouvent principalement dans les groupes des légumes, des fruits et des glucides. La Pyramide alimentaire poids santé de la Clinique Mayo préconise une diète à base de végétaux, recommandation qui apparaît dans la construction de la pyramide : groupes des légumes et des fruits, surmontés par celui des glucides, et les meilleurs choix sont présentés dans chacun des groupes alimentaires, (voir les pages 99 à 105, et G4). Même le groupe des protéines et produits laitiers contient des aliments de provenance végétale que vous trouvez dans la liste des meilleurs choix.

Exclusivité de la Pyramide alimentaire poids santé de la Clinique Mayo

Vous vous posez sans doute cette question : «Pourquoi une autre pyramide alimentaire?» Les ministères de l'agriculture et de la santé des pays nord-américains et européens publient déjà des guides et pyramides faisant la promotion d'une saine alimentation. Bien que la Pyramide alimentaire poids santé de la Clinique Mayo leur ressemble, elle est unique pour les raisons suivantes :

- La Pyramide alimentaire poids santé de la Clinique Mayo vise tant l'amaigrissement que le maintien d'un poids santé. Les autres pyramides n'accentuent pas la perte de poids.
- La Pyramide alimentaire poids santé de la Clinique Mayo met l'accent sur des aliments qui favorisent la santé, et ce dans chacun des groupes alimentaires.
- Les groupes des fruits et des légumes forment la base de la Pyramide alimentaire poids santé de la Clinique Mayo. Cette approche permet une consommation illimitée de tous les fruits et légumes, une pratique que les chercheurs de l'Université de l'Alabama, à Birmingham ont été les premiers à étudier, et dont l'éficacité pour maîtriser la masse corporelle a été concluante. Les fruits et légumes sont pauvres en calories et offrent des

bénéfices importants pour la santé. La plupart des gens ne mangent pas assez de fruits et de légumes.

Kilojoules ou calories... combien?

Les médecins et nutritionnistes utilisent plusieurs méthodes pour évaluer le nombre de calories dont le corps a besoin chaque jour. Parfois, ils les calculent à l'aide des différentes formules mathématiques élaborées au cours des recherches. À d'autres moments, c'est un appareil qui mesure le nombre de calories que votre corps brûle quotidiennement. En théorie, absorber ce nombre de calories chaque jour vous permet de maintenir votre poids. Si vous désirez maigrir, soustrayez de ce nombre 2 000 kJ (500 cal) par jour pour une perte d'environ 0,5 kilo (1 lb) par semaine, ce poids étant plus ou moins égal à 14 600 kJ (3 500 cal).

Théoriquement, cette approche devrait fonctionner, mais ce n'est pas le cas dans la pratique. Souvent, les gens absorbent plus de calories qu'ils le croient. En conséquence, tenter de ne pas dépasser 5 000 kJ (1 200 cal) par jour pour une femme et 5 850 kJ (1 400 cal) par jour pour un homme est plus efficace. Avec le temps, les besoins individuels changent selon les risques pour la santé, le pourcentage de perte de poids souhaité ou nécessaire, et les préférences ou objectifs de chacun. Le nombre des calories peut être ajusté à la hausse lorsque la faim vous tenaille ou lorsque vous avez atteint votre but et désirez cesser de maigrir.

Ces chiffres constituent un bon point de départ pour la plupart des gens, c'est-à-dire les personnes pesant 113 kg (250 lb) ou moins au début de leur programme d'amaigrissement. Si votre poids est supérieur à 113 kg (250 lb), voyez le tableau qui suit pour connaître le nombre de calories à absorber au début de votre programme. Vous trouverez aux pages 99-105 des suggestions d'aliments des différents groupes qui vous permettront de ne pas dépasser ce nombre de calories.

Généralement il n'est pas recommandé de prendre moins de 5 000 kJ (1 200 cal) par jour pour une femme et 5 850 kJ (1 400 cal) par jour pour un homme, sinon le corps pourrait être privé des éléments nutritifs dont il a besoin pour demeurer en santé. Même si jeûner pour maigrir plus rapidement est tentant, cette stratégie est

Nombre de kilojoules (calories) par jour, au départ

Poids		Nombre de kJ (cal) par jour, au départ				
		5000	5850	6700	7550	8400
		(1200)	(1400)	(1600)	(1800)	(2000)
Femme						
	113 kg (250 lb) ou moins	✗				
	114 – 136 kg (251 – 300 lb		✗			
	137 kg (301 lb) ou plus			✗		
Homme						
	113 kg (250 lb) ou moins		✗			
	114 – 136 kg (251 – 300 lb			✗		
	137 kg (301 lb) ou plus				✗	

Si vous êtes une femme et pesez moins de 113 kg (250 lb), commencez votre régime avec 5 000 kJ (1 200 cal). Si vous êtes un homme, commencez avec 5 850 kJ (1 400 cal). Si vous avez toujours faim malgré une très forte consommation de fruits et de légumes, ou si vous maigrissez trop rapidement, passez au nombre de kilojoules (calories) suivant.

malsaine à long terme. De plus, vous pourriez reprendre du poids aussi rapidement que vous l'aviez perdu.

Voyez votre médecin ou un nutritionniste avant d'entreprendre un régime amaigrissant. Un spécialiste de l'amaigrissement vous aidera à faire des choix sécuritaires pour répondre à vos besoins.

Nombre de portions quotidiennes

Lorsque vous avez déterminé le nombre de kilojoules ou calories à prendre au début de votre programme d'amaigrissement, vous pouvez planifier vos menus quotidiens. Nous vous indiquons ci-après le nombre de portions quotidiennes recommandées dans chacun des groupes alimentaires pour les niveaux de calories les plus courants. Ces portions sont réparties dans la journée. Si vous mangez le nombre de portions recommandées chaque jour, vous obtiendrez le nombre de kilojoules ou calories que vous visez. Vous n'avez pas à les compter, sauf lorsque vous prenez des sucreries.

Le nombre de portions recommandées de glucides, de protéines et produits laitiers et des matières grasses est limité, mais les portions de fruits et de légumes représentent des minimums à prendre chaque jour. Si vous avez faim, mangez. Mourir de faim

Nombre de portions quotidiennes recommandées selon le nombre de kilojoules ou calories.

Groupe alimentaire	Nombre de kilojoules (calories) par jour, au départ				
	5000 (1200)	5850 (1400)	6700 (1600)	7550 (1800)	8400 (2000)
Légumes	4 ou plus	4 ou plus	5 ou plus	5 ou plus	5 ou plus
Fruits	3 ou plus	4 ou plus	5 ou plus	5 ou plus	5 ou plus
Glucides	4	5	6	7	8
Protéines/ prod. lait.	3	4	5	6	7
Matières grasses	3	3	3	4	5

n'est pas prévu au programme. Prenez une autre portion des aliments formant la base de la pyramide, un fruit ou un légume. On l'a déjà prévu dans ce programme. Il est possible que le nombre des calories absorbées soit alors un peu plus élevé chaque jour, principalement parce qu'il alloue les fruits et légumes à volonté, et jusqu'à 310 kJ (75 cal) dans le groupe des sucreries. Il est alors possible qu'avec les portions illimitées de fruits et de légumes et les sucreries, vous absorbiez plus que le nombre prévu de calories, mais ce n'est pas un drame. La Pyramide alimentaire poids santé de la Clinique Mayo vous permettra quand même de maîtriser votre poids tout en améliorant votre santé.

Si vous êtes toujours affamé même en mangeant beaucoup de fruits et de légumes et en buvant suffisamment d'eau, il serait sage de passer au niveau de kilojoules (calories) suivant. Si vous êtes une femme pesant 79 kg (175 lb) et suivez la diète de 5 000 kJ (1 200 cal), vous devriez passer au régime de 5 850 kJ (1 400 cal). Un homme de 118 kg (260 lb) qui suite la diète de 6 700 kJ (1 600 cal), devrait passer à 7 500 kJ (1 800 cal). Vous devriez aussi passer au niveau suivant si vous maigrissez trop rapidement, c'est-à-dire si vous perdez plus de 1,4 kg (3 lb) par semaine après les deux premières semaines. Lorsque vous atteignez votre poids santé et désirez le conserver, passez au niveau de calories suivant devrait suffire.

La Pyramide alimentaire poids santé de la Clinique Mayo recommande tous les éléments nutritifs dont vous avez besoin. La quantité prévue de fruits et légumes procure beaucoup de fibres, de vitamines, de minéraux et autres nutriments provenant des plantes, des phytochimiques pour combattre la maladie, tout en étant pauvre en matières grasses, gras saturés, cholestérol et sodium. Elle fournit suffisamment de protéines pour assurer convenablement la croissance, l'entretien et le remplacement des tissus, et assez de matières grasses pour répondre aux besoins essentiels du corps. Les portions de produits laitiers allégés dans le groupe des protéines et produits laitiers contribuent à un apport adéquat de calcium, et choisir des épinards et des légumineuses augmente l'apport en fer. Les autres sources de calcium sont les légumes feuilles verts, le brocoli, les légumineuses et les oranges. Si vous êtes une femme et désirez être rassurée, vous pouvez prendre un supplément de calcium ou une multivitamine avec fer si vous n'êtes pas encore ménopausée, ou prendre les deux.

Groupes alimentaires

Les groupes de la Pyramide alimentaire poids santé de la Clinique Mayo ont été décrits au chapitre 6 (voir les pages 74 à 80). Nous approfondissons maintenant certains aspects importants de chacun de ces groupes et les «meilleurs choix» et «bons choix» dans chacun d'eux. Les aliments suggérés dans la liste des «meilleurs choix» sont habituellement plus «santé» que ceux de la liste des «bons choix». Cependant, ces listes sont incomplètes dû au manque d'espace. La plupart des aliments constituant votre diète proviendront des groupes des légumes, des fruits et des glucides qui proviennent tous de sources végétales. Les autres aliments que vous prendrez viendront du groupe des protéines et produits laitiers et du groupe des matières grasses, lesquels proviennent tous de sources tant végétales qu'animales.

Légumes (100 kJ (25 cal) par portion). La plupart des légumes s'y trouvent : salades vertes, asperge, haricot vert, brocoli, chou-fleur, zucchini, courge d'été, carotte, aubergine, champignon, oignon, tomate et plusieurs autres. Cependant certains se classent dans les glucides parce que ce sont des féculents contenant de l'amidon, plus caloriques que les autres légumes et agissant comme tel dans le corps. Les féculents comprennent le maïs, la pomme de terre, la patate sucrée et la courge d'hiver. Vous les trouverez dans les listes des «meilleurs choix» et des «bons choix» du groupe des glucides (voir les pages 102-103).

Chaque portion de légumes équivaut approximativement à 100 kJ (25 cal). Une portion typique est d'environ 250 ml (1 tasse de 8 oz) de légumes crus ou 125 ml (1/2 tasse de 8 oz) de légumes cuits, mais peut varier selon le légume. Consultez la liste qui suit. Il est important de noter que le nombre de portions recommandées pour tous les niveaux de calories (voir la page 98) est un *minimum*, ce qui signifie que vous avez besoin *au moins* de ce nombre de portions chaque jour. Vous pouvez en prendre plus si vous le désirez.

Meilleurs choix	Grosseur d'une portion
Asperge	125 ml (1/2 tasse)
Aubergine (cuite)	250 ml (1 tasse)
Brocoli	250 ml (1 tasse)
Carotte	125 ml (1/2 tasse)
Céleri	250 ml (1 tasse) (en dés)
Champignon	250 ml (1 tasse)
Chou de Bruxelles	125 ml (1/2 tasse)
Chou frisé	170 ml (2/3 tasse)
Chou-fleur	250 ml (1 tasse)
Concombre	250 ml (1 tasse)
Courge d'été	180 ml (3/4 tasse)
Épinard	500 ml (2 tasses)
Haricots verts	180 ml (3/4 tasse)
Laitue	500 ml (2 tasses)
Oignon (tranché)	125 ml (1/2 tasse)
Poivron vert	250 ml (1 tasse)
Tomate	1 moyenne
Tomate cerise	8
Tomatillo	125 ml (1/2 tasse) (en dés)
Bons choix	**Grosseur d'une portion**
Jus de légumes	120 ml (4 onces)

Fruits (250 kJ (60 cal) par portion). Presque tous les fruits entrent dans une diète saine, mais certains sont meilleurs que d'autres. Les fruits entiers frais et congelés sont les meilleurs parce qu'ils contiennent plus de fibres et sont à plus faible densité énergétique que les fruits en conserve, les fruits séchés et les jus de fruit. La densité énergétique des fruits séchés est relativement élevée parce que leur volume est réduit après le séchage qui fait disparaître leur teneur en eau. Le nombre de calories est approximativement le même, 100 cal, dans 65 ml de raisins secs ou 500 ml (2 t.) de raisins frais. Ces derniers

Meilleurs choix	Grosseur d'une portion
Ananas	125 ml (1/2 tasse)
Banane	1 petite
Bleuet	180 ml (3/4 tasse)
Cantaloup	250 ml (1 tasse) (en dés)
Cerise	250 ml (1 tasse)
Fraises	250 ml (1 tasse)
Kiwi	1 gros
Mangue	125 ml (1/2 tasse) (en dés)
Melon miel	250 ml (1 tasse) (en dés)
Orange	1 moyenne
Pamplemousse	1 petit
Pêche	1 grosse
Poire	1 petite
Pomme	1 petite
Prune	2
Raisins frais	250 ml (1 tasse)
Salade de fruits	125 ml (1/2 tasse)
Bons choix	**Grosseur d'une portion**
Datte	3
Jus d'orange	125 ml (1/2 tasse)
Pruneau	3
Raisins secs	30 ml (2 c. à table)

rassasient davantage parce qu'ils ont un plus gros volume. Choisir des raisins frais vous permet donc de consommer un volume de nourriture représentant environ 8 fois celui des raisins secs.

Comme pour les légumes, le nombre de portions de fruits recommandées selon le nombre de calories (voir la page 98) est un *minimum,* ce qui signifie que vous devez manger *au moins* ce nombre de portions chaque jour, et pouvez en prendre davantage si vous le désirez. Préférez toujours des fruits entiers. Chaque portion de fruit équivaut à environ 250 kJ (60 cal), plus ou moins un fruit frais de grosseur moyenne ou 125 ml (1/2 t.) du fruit tranché. Les grosseurs des portions de fruits sont indiquées sur la page précédente.

Glucides (290 kJ (70 cal) par portion). Les aliments de ce groupe ont une caractéristique commune, ils sont tous riches en glucides. Certains légumes féculents y apparaissent, mais en grande partie, ce sont des grains ou des aliments faits de grains, tels le riz, les céréales, le pain et les pâtes.

Les meilleurs grains sont entiers parce qu'ils contiennent plus de fibres. Au raffinage, les grains entiers perdent toutes leurs fibres, une partie de leurs vitamines et minéraux, certaines protéines et de petites quantités de matières grasses. On les fortifie ensuite en leur redonnant certains des minéraux et vitamines, mais pas de fibres. Il est préférable d'opter pour le riz brun et les pâtes de grains entiers, de même que les pains contenant des grains entiers ou principalement composés de farine de grains entiers. Les pains «enrichis» ou simplement de farine de «blé» contiennent de la farine blanchie.

Chaque portion de glucides fournit environ 290 kJ (70 cal). Une portion typique de glucides consiste approximativement en 125 ml (1/2 t.) de grains (riz, pâtes, orge) ou de céréales, ou 1 tranche de pain. Les grosseurs des portions sont répertoriées ci-dessous.

Meilleurs choix	Grosseur d'une portion
Gruau	125 ml (1/2 tasse) (cuit)
Baguel (grains entiers)	125 ml (1/2 tasse)
Blé filamenté	1 biscuit ou 125 ml (1/2 tasse) (bouchées)
Bulgur	125 ml (1/2 tasse) (cuit)
Céréales (grains entiers)	125 ml (1/2 tasse)
Citrouille	375 ml (1-1/2 t.)

Courge d'hiver	250 ml (1 tasse)
Kasha (blé concassé)	125 ml (1/2 tasse) (cuit)
Muffin anglais	1/2
Navet	125 ml (1/2 tasse) (cuit)
Orge	125 ml (1/2 tasse) (cuit)
Pain (de grains entiers)	1 tranche
Patate sucrée	1/2 moyenne
Pâtes (de grains entiers)	125 ml (1/2 tasse) (cuites)
Riz (brun)	85 ml (1/3 t.) (cuit)
Rutabaga	180 ml (3/4 tasse)
Bons choix	**Grosseur d'une portion**
Blé soufflé	375 ml (1-1/2 t.)
Craquelins de seigle	1
Maïs	125 ml (1/2 tasse)
Maïs soufflé	500 ml (2 t.)
Pomme de terre	1/2 moyenne, au four
Tortilla au maïs	1

Protéines / produits laitiers (460 kJ (110 cal) par portion). Le groupe des protéines et produits laitiers est diversifié, contenant des aliments de sources tant végétales qu'animales. Bien que les glucides contiennent certaines protéines, la plupart de celles de votre programme proviennent principalement des protéines et produits laitiers. Les végétaux riches en protéines comprennent les légumineuses, tels les haricots secs, les pois secs et les lentilles (voir la page 76). Les aliments de provenance animale riches en protéines sont la viande, la volaille, le poisson, les œufs et les produits laitiers, tels le lait et le fromage. Même si les produits laitiers contiennent une quantité appréciable de glucides, ils se retrouvent dans ce groupe parce qu'ils constituent une bonne source de protéines. Les aliments de ce groupe sont répertoriés à la page 104.

Les grosseurs des portions varient selon l'aliment, et sont indiquées sur la page suivante.

Meilleurs choix	Grosseur de la portion
Blanc d'œuf	4
Crabe	90 g (3 oz)
Fève de soja	85 ml (1/3 t.)
Flétan	90 g (3 oz)
Haricot sec	125 ml (1/2 t.)
Lait (écrémé ou 1%)	250 ml (1 t.)
Lentille	125 ml (1/2 t.)
Morue	90 g (3 oz)
Pois sec	180 ml (3/4 t.)
Poulet	90 g (3 oz)
Saumon	90 g (3 oz)
Thon (en conserve, dans l'eau)	90 g (3 oz)
Tofu	125 ml (1/2 t.)
Bons choix	**Grosseur d'une portion**
Agneau, coupe maigre sans gras	75 g (2-1/2 oz)
Bœuf maigre	60 g (2-1/2 oz)
Crevette	90 g (3 oz)
Faisan, canard (poitrine), venaison	90 g (3 oz)
Fromage (allégé)	45 g (1-1/2 oz)
Fromage cottage (allégé ou 1%)	170 ml (2/3 t.)
Fromage feta	60 ml (1/4 t.)
Œuf	1 moyen
Porc, coupe maigre sans gras	75 g (2-1/2 oz)
Substitut d'œuf	125 ml (1/2 t.)

Matières grasses (190 kJ (45 cal) par portion). Certains aliments de ce groupe vous surprendront. En plus de ceux que vous savez être gras, tels le beurre, les huiles, la margarine et la sauce à salade, on en trouve d'autres tels que l'avocat, les noix, les graines et les olives. Que leurs gras soient saturés ou polyinsaturés, toutes les matières grasses contiennent le même nombre de calories au gramme (voir la page 67). Cependant, toutes les matières grasses n'ont pas les mêmes effets sur la santé. Les meilleurs gras sont principalement monoinsaturés, tels l'huile d'olive et les olives, l'huile de canola, les noix et les avocats.

Chaque portion des matières grasses de ce groupe contient environ 188 kJ (45 cal). Généralement, une portion équivaut à 1 c. à thé d'huile ou 1 c. à table de noix. Cependant, comme la grosseur de la portion varie selon l'aliment, il est nécessaire de consulter la liste qui suit. L'alcool peut compter comme une portion de matières grasses ou une portion de sucreries.

Meilleurs choix	Grosseur d'une portion
Amande	7
Arachide	8
Avocat	1/6
Beurre d'arachide	7,5 ml (1-1/2 c. à thé)
Graines de tournesol	15 ml (1 c. à table)
Huile de canola	5 ml (1 c. à thé)
Huile d'olive	5 ml (1 c. à thé)
Noix	4 demies
Olive	9 grosses
Bons choix	**Grosseur d'une portion**
Mayonnaise	10 ml (1 c. à thé)

Sucreries (teneurs variées de kJ (cal)). Ce groupe comprend les sucreries, les desserts et autres aliments impossibles à classer dans les autres groupes, tels les sirops, les confitures, les gelées, le cacao et l'alcool. Plusieurs sont préparés industriellement et ne sont pas très recommandés pour la santé. Ce sont des aliments à haute densité énergétique.

Cependant, vous ne devez pas nécessairement renoncer à tous desserts et sucreries (voir la page G16). Vous pouvez absorber quotidiennement jusqu'à 310 kJ (75 cal) provenant de ces aliments ou les prendre en une ou plusieurs occasions au cours de la semaine, à condition de ne pas dépasser un total hebdomadaire 2 200 kJ (525 cal).

Lorsque vous aurez l'habitude d'une diète plus «santé» favorisant des aliments tels les fruits et les légumes frais ainsi que les aliments de grains entiers, vous manquerez peut-être moins les sucreries. Considérez le changement survenu lorsque les gens sont passés du lait entier au lait allégé. Entre 1970 et 1997, la consommation de lait entier a été réduite de deux tiers, et celle des laits allégés a presque triplé. Parfois, les gens adaptent si bien un aliment de substitution qu'ils le préfèrent ensuite au produit original.

Malsaine, la consommation du sucre?

Le sucre est un nutriment appelé glucide, et les glucides prennent plusieurs formes, dont la structure est simple chez certains et complexe chez d'autres. Les sucres sont généralement des structures simples, faciles à digérer et à absorber, et généralement des sources immédiates d'énergie que l'on retrouve dans le sucrose ou sucre de table, le fructose (sucre des fruits et légumes), et le lactose (sucre du lait et des produits laitiers).

La digestion des glucides complexes est plus lente. Ils proviennent de féculents tels le pain, la pomme de terre et autres légumes, le riz et les pâtes. Certains glucides, généralement appelés fibres, ne se digèrent pas mais ajoutent du volume à la diète. Les sources de fibres comprennent les grains entiers, les fruits et les légumes.

Voici les recommandations alimentaires pour l'an 2000 :

Limitez l'ingestion de boissons et d'aliments riches en sucres ajoutés. Il s'agit d'aliments transformés auxquels on a ajouté des sucres simples au cours de la préparation, et non d'aliments contenant naturellement du sucre comme les fruits et le lait. Ne remplacez pas les aliments nécessaires à la santé, tels que l'eau ou le lait et autres produits laitiers, d'excellentes sources de calcium, par des boissons gazeuses ou autres sucreries.

Vérifiez l'étiquette nutritionnelle en faisant l'épicerire. Elle indique l'apport quotidien recommandé de glucides (300 grammes, basé sur une diète de 8 400 kJ (1 200 cal). Idéalement, la majorité de l'apport en glucides devrait provenir d'aliments sans sucre ajouté.

L'étiquette nutritionnelle indique la valeur alimentaire de l'aliment, y compris le sucre ajouté. Les ingrédients sont énumérés selon leur teneur, en ordre décroissant. En plus du sucre ajouté, ces autres ingrédients moins connus sont aussi des formes de sucre simple : sirop de maïs ou édulcorant, dextrose, sirop de maïs à haute teneur en fructose, et maltose. Un aliment est susceptible de contenir beaucoup de sucre ajouté si ces ingrédients occupent la première ou la deuxième place dans la liste.

Registre alimentaire

Tenir un registre des aliments que vous mangez contribue à votre réussite. Des recherches démontrent que les gens qui écrivent souvent ce qu'ils mangent maigrissent avec plus de succès que ceux qui ne le font pas. C'est facile et ça ne coûte rien. Vous pouvez photocopier le formulaire de la page 111 ou préparer le vôtre à l'aide d'un carnet de notes, de votre planificateur personnel ou de votre ordinateur. Le secret de la réussite est d'y inscrire ce que vous mangez tous les jours et à le réviser une fois par semaine pour identifier vos tendances.

Le registre alimentaire (voir la page 150) est un dossier comportant aussi des commentaires relatifs à vos habitudes alimentaires. Dans votre registre alimentaire, notez l'heure et l'endroit où vous mangez, votre humeur et vos sentiments lorsque vous prenez de la nourriture et votre degré de faim avant et après chaque repas.

Respecter un horaire pour manger aide à contrôler les quantités absorbées. En espaçant également vos repas, et en prenant vos petits-déjeuners, dîners et soupers approximativement aux mêmes heures chaque jour, vous serez moins susceptible de grignoter ou d'être affamé, ce qui pousse généralement à trop manger. Des repas réguliers contribuent au respect de votre objectif relatif à la quantité de calories.

L'endroit où vous mangez influence aussi parfois vos choix d'aliments et les quantités ingurgitées. Prendre le temps de s'asseoir et de manger lentement contribue à la sensation de satiété et au contrôle de l'apport alimentaire. Cependant, avec des horaires chamboulés tant à la maison qu'au travail, manger à la hâte devient courant. Prendre note de l'endroit où vous mangez, que ce soit dans la salle à manger familiale, la voiture, à votre bureau ou au restaurant, permet d'identifier les problèmes ou obstacles potentiels à une réussite.

Votre humeur affecte également le choix et la quantité de nourriture que vous prenez. Il est bon de prendre note de votre humeur pour découvrir les tendances qui se manifestent. Certaines personnes mangent sans arrêt lorsqu'elles se sentent déprimées, alors que d'autres mangent à peine. Vous pourriez découvrir que certains sentiments accompagnent ou déclenchent certaines habitudes alimentaires. Connaître ces déclencheurs vous donne un meilleur contrôle de votre diète (voir la page 55), ce qu'un registre alimentaire vous aide à reconnaître.

Certaines personnes mangent lorsque l'horloge leur indique qu'il est l'heure de manger plutôt que de le faire parce qu'elles ont faim. Certains mangent lorsqu'ils s'ennuient. Prendre note de votre degré de faim avant de manger vous indique de quelle façon vous réagissez à un indicateur interne de faim ou aux indices extérieurs, tels l'horloge ou l'odeur des casse-croûte de vos collègues. Prendre note de votre degré de faim après un repas contribue à déterminer si votre apport en calories est approprié. Si vous sentez encore une grande faim après avoir mangé, malgré une consommation de légumes et de fruits entiers, vous devriez peut-être augmenter votre consommation de calories en passant à l'échelon suivant.

Diète DASH

La Pyramide alimentaire poids santé de la Clinique Mayo ressemble à l'approche DASH, «Approche diététique pour contrer l'hypertension». DASH est une étude complétée en 1997, laquelle a démontré que des facteurs diététiques influençaient positivement l'hypertension artérielle.

La diète utilisée dans l'étude DASH, maintenant appelée diète DASH, était riche en fruits, légumes et produits laitiers , mais faible en gras saturés. Ces aspects ont contribué à son effet bénéfique sur la pression sanguine. La teneur en sodium était modérée. Dans certains cas, la diète DASH a suffisamment abaissé la pression sanguine pour réduire ou éliminer le besoin d'antihypertenseurs. Ces mêmes principes diététiques sont incorporés à la Pyramide alimentaire poids santé de la Clinique Mayo. Une étude plus récente démontre qu'il est possible d'abaisser la pression sanguine en réduisant l'apport en sel de 3 000 mg à 1 500 mg par jour, que les gens soient hypertendus ou non.

Importance d'un registre alimentaire

La Pyramide alimentaire poids santé de la Clinique Mayo peut contribuer au choix de la qualité et de la quantité des aliments. Elle peut également vous aider à conserver un registre de vos repas quotidiens, ce qui a son importance au moins durant le premier mois.

Utilisez l'exemple de la page suivante comme guide. Il montre les portions recommandées pour une diète de 5 000 kJ (1 200 cal) par jour. Faites des photocopies du «Registre alimentaire quotidien» (sur la page 111). Indiquez votre apport calorique de départ et les portions quotidiennes recommandées dans les espaces en blanc, à droite de la pyramid. Pendant la journée, prenez note de ce que vous mangez : aliments, quantités, nombre de portions et groupes alimentaires. A la fin de la journée, cochez les cases de portions à l'intérieur de la pyramide et comparez le nombre de portions prises avec le nombre recommandé.

Ensuite, félicitez-vous ou faites les rectifications requises le lendemain.

Registre alimentaire quotidien

	Aliments	Quantités	Portions	Groupe alimentaire
Petit-déjeuner	Gruau	125 ml (1/2 t.)	1	Glucides
	Lait écrémé	250 ml (1 t.)	1	Protéines/P. laitiers
	Banane	1 grosse	1-1/2	Fruits
Collation	Orange	1	1	Fruits
Lunch	Salade grecque			Mat. grasses
	Tomate, concombre	1 1/2	1-1/2	Légumes
	Poivron vert	1/2	1/2	Légumes
	Huile d'olive	10 ml (2 c. à thé)	2	Matières grasses
	Pain (à grains entiers)	1 tranche	1	Glucides
Collation	Noix	4 demies	1	Gras
Souper	Saumon	90 g (3 oz)	1	Protéines/ P. laitiers
	Salade (laitue/huile d'olive)	500 ml (2 t.)	1	Légumes/Mat. grasses
	Pâtes (de grains entiers)	125 ml (1/2 t.)	1	Glucides
	Sauce tomate	125 ml (1/2 t.)	1/2	Légumes
	Brocoli	250 ml (1 t.)	1	Légumes
	Pain	1 tranche	1	Glucides
Collation	Mangue (vinaigre balsamique)	1	2	Fruits

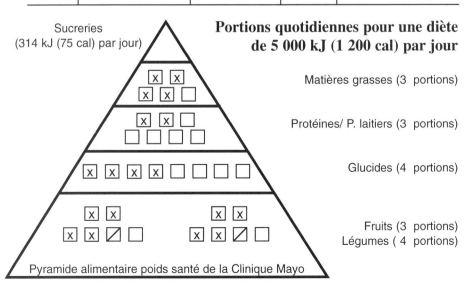

Sucreries
(314 kJ (75 cal) par jour)

Portions quotidiennes pour une diète de 5 000 kJ (1 200 cal) par jour

Matières grasses (3 portions)

Protéines/ P. laitiers (3 portions)

Glucides (4 portions)

Fruits (3 portions)
Légumes (4 portions)

Pyramide alimentaire poids santé de la Clinique Mayo

Registre alimentaire quotidien

	Aliments	Quantités	Portions	Groupe alimentaire
Petit-déjeuner				
Collation				
Lunch				
Collation				
Souper				
Collation				

Sucreries
(314 kJ (75 cal) par jour)

Portions quotidiennes pour ma diète de _____ (_____ cal) par jour

Matières grasses (___ portions)

Protéines/ P. laitiers (___ portions)

Glucides (___ portions)

Fruits (___ portions)
Légumes (___ portions)

Pyramide alimentaire poids santé de la Clinique Mayo

Utilisation quotidienne
de la Pyramide alimentaire

Il est facile d'utiliser la Pyramide alimentaire poids santé de la Clinique Mayo dans votre vie de tous les jours. Il suffit de suivre ces cinq étapes :

1. Déterminez votre niveau de départ de kilojoules ou calories (voir la page 97).
2. Déterminez vos portions quotidiennes dans chacun des groupes alimentaires (voir la page 98).
3. Familiarisez-vous avec la grosseur des portions dans chacun des groupes alimentaires (voir la page G5).
4. Tenez un «Registre alimentaire» (voir la page 111).
5. Mettez l'accent sur la variété et le goût. Essayez de nouveaux aliments à l'aide des menus quotidiens et des recettes offertes dans ce livre (voir les pages 113 à 119, les pages G7 à G16 et les pages 112 à 225 et suivantes).

Menus quotidiens

Pour la plupart des femmes, un bon objectif de départ est de 5 000 kJ (1 200 cal); il est de 5 850 kJ (1 400 cal) pour les hommes. Ces menus vous aideront à répartir vos portions quotidiennes entre les trois repas de la journée : petit-déjeuner, lunch et souper.

Nous vous offrons quatre menus quotidiens à 5 000 kJ (1 200 cal) et trois à 5 850 kJ (1 400 cal). Les recettes des ces repas délicieux et nutritifs sont disponibles aux pages G7 à G16 et 225 et suivantes. Vous pouvez transférer les portions selon vos goûts, mais tels quels, ces menus vous offrent un bon départ.

Menus équilibrés de 5 000 kJ (1 200 cal)

JOUR 1   5 000 kJ (1 200 cal)

Petit-déjeuner	Portions / Groupe
Jus soleil (page 226)	2/ Fruits
2 toasts de pain à grains entiers	2/ Glucides
10 ml (2 c. à thé) de beurre d'arachide	1/Matières grasses
Tisane	—-

Lunch	Portions / Groupe
Sandwich de salade de thon en conserve, dans l'eau (90 g (3 oz), 60 ml (1 c. à table) de mayonnaise sans gras, 3 ml (1/2 c. à thé) de poudre de cari, céleri haché au goût, 2 tranches de pain de grains entiers)	1/ Protéines/ p.laitiers 1/ Matières grasses 2/ Glucides
250 ml (1 t.) de petites carottes, céleri, et languettes de poivron vert	2/ Légumes
250 ml (1 t.) de lait écrémé	1/ Protéines/ p.laitiers

Souper	Portions / Groupe
Saumon poché avec salsa au melon (page G15)	1/ Protéines / p.laitiers 1/ Fruit
190 ml (3/4 t.) de haricots verts, vapeur	1/ Légumes
750 ml (3 t.) de laitue arrosée	1/ Légumes
de vinaigre balsamique et garnie de 6 pacanes grillées	1/ Matières grasses
Eau gazéifiée aromatisée au citron	—-

Totaux des groupes alimentaires	Consommation réelle	Objectif
Légumes	4	4+
Fruits	3	3+
Glucides	4	4
Protéines / produits laitiers	3	3
Matières grasses	3	3

JOUR 2   5 000 kJ (1 200 cal)

Petit-déjeuner	Portions / Groupe
250 ml (1 t.) de fraises	1/ Fruits
Omelette à la ciboulette fraîche (125 ml (1/2 t.) de substitut d'œuf, ciboulette hachée au goût)	1/ Protéines/ p.laitiers
2 tranches de pain de grains entiers	2/ Glucides
5 ml (1 c. à thé) de margarine molle	1/ Matières grasses
Café décaféiné	—-

Lunch	Portions / Groupe
Salade grecque : émincer grossièrement 1 tomate, 1/2 poivron vert, 1/2 concombre. Mélanger avec 3 ml (1/2 c. à thé) de basilic séché et 3 ml (1/2 c. à thé) d'origan séché. Arroser avec 10 ml (2 c. à thé d'huile d'olive et 30 ml (2 c. à thé) de vinaigre de vin rouge.	2/ Légumes 2/ Matières grasses
1 pain individuel moyen de grains entiers, croûté	2/ Glucides
1 poire de grosseur moyenne	1/ Glucides
Eau gazéifiée aromatisée au citron	—-

Souper	Portions / Groupe
Poulet à la Provençale au fenouil (*voir la page 226*)	2/ Protéines/ p.laitiers 1/ Légumes
125 ml (1/2 t.) de purée de pommes de terre (assaisonnées avec du bouillon de poulet et de la ciboulette)	1/ Glucides
125 ml (1/2 t.) d'épinards sautés au citron	1/ Légumes
Tarte chiffon au chocolat (page G16)	1/ Protéines/ p.laitiers
Thé chaud	—-

Totaux des groupes alimentaires	Consommation réelle	Objectif
Légumes	5	4+
Fruits	3	3+
Glucides	4	4
Protéines / produits laitiers	3	3
Matières grasses	3	3

JOUR 3   5 000 kJ (1 200 cal)

Petit-déjeuner	Portions / Groupe
1 petite banane	1/ Fruits
125 ml (1/2 t.) de céréales de son	1/ Glucides
250 ml (1 t.) de lait écrémé	1/ Protéines/ p.laitiers
Café décaféiné	—-

Lunch	Portions / Groupe
Salade de fruits méditerranéenne à la menthe *(page G7)*	2/ Fruits 1/ Matières grasses
1 petit pain de grains entiers	1/ Glucides
250 ml (1 t.) de brocoli et bouquets de chou-fleur, crus	2/ Légumes
30 ml (2 c. à table) de vinaigrette allégée	1/ Matières grasses
250 ml (1 t.) de yogourt aromatisé, sans gras	1/ Protéines/ p.laitiers
Thé glacé	—-

Souper	Portions / Groupe
Frittata aux épinards aromatisés à la sarriette *(page 227)*	1/ Protéines/p. laitiers 3/ Légumes 1/ Glucides
1 tomate moyenne, tranchée, et coriandre fraîche	1/ Légumes
5 ml (1 c. à thé) d'huile d'olive extra vierge	1/ Matières grasses
Eau gazéifiée aromatisée au citron	—-

Collation	Portions / Groupe
750 ml (3 t.) de maïs soufflé	1/ Glucides

Totaux des groupes alimentaires	Consommation réelle	Objectif
Légumes	6	4+
Fruits	3	3+
Glucides	4	4
Protéines / produits laitiers	3	3
Matières grasses	3	3

JOUR 4   5 000 kJ (1 200 cal)

Petit-déjeuner	Portions / Groupe
125 ml (1/2 t.) de fruits frais (ananas, melon, framboises)	1/ Fruits
22 ml (1 1/2 c. à thé) d'amandes	1/ Matières grasses
250 ml (1 t.) de yogourt sans gras	1/ Protéines/ p.laitiers
Café aromatisé	—-

Lunch	Portions / Groupe
Salade de poulet et de riz sauvage (page 228)	2/ Glucides 1/ Protéines/ p.laitiers 2/ Légumes
1 petite pomme	1/ Fruits
Eau gazéifiée aromatisée au citron	—-

Souper	Portions / Groupe
Sauté de champignons et de tofu à la Thaïlandaise (page 229)	3/ Légumes 1/ Protéines/ p.laitiers 2/ Matières grasses
180 ml (2/3 t.) de riz brun	2/ Glucides
1 pêche de grosseur moyenne, tranchée	1/ Fruits
Thé vert chaud	—-

Totaux des groupes alimentaires	Consommation réelle	Objectif
Légumes	5	4+
Fruits	3	3+
Glucides	4	4
Protéines / produits laitiers	3	3
Matières grasses	3	3

Menus équilibrés de 5 850 kJ (1 400 cal)

JOUR 1   5 850 kJ (1 400 cal)

Petit-déjeuner	Portions / Groupe
125 ml (1/2 t.) de gruau à l'ancienne	1/ Glucides
250 ml (1 t.) de cerises	1/ Fruits
250 ml (1 t.) de lait écrémé	1/ Protéines/ p.laitiers

Lunch	Portions / Groupe
Soupe aux carottes, aromatisée au gingembre *(page 229)*	3/ Légumes 1/ Matières grasses
3 craquelins de seigle (ou 1 bande triple)	1/ Glucides 180 ml
(2/3 t.) de fromage cottage allégé	1/ Protéines/ p.laitiers
125 ml (1/2 t.) d'ananas frais	1/ Fruits
Tisane	—-

Souper	Portions / Groupe
Poivrons farcis à la végétarienne (page G13)	3/ Glucides - 3/ Lég.
3 / Légumes 190 ml (3/4 t.) de courge d'été vapeur	1/ Légumes
5 ml (1 c. à thé) de margarine molle	1/ Matières grasses
250 ml (1 t.) de framboises	1/ Fruits
250 ml (1 t.) de lait écrémé	1/ Protéines/ p.laitiers

Collation	Portions / Groupe
250 ml (1 t.) de yogourt sans gras	1/ Protéines/ p.laitiers
45 ml (1 1/2 c. à table) d'amandes	1/ Matières grasses
1 pêche de grosseur moyenne, tranchée	1/ Protéines/ p.laitiers

Totaux des groupes alimentaires	Consommation réelle	Objectif
Légumes	7	4+
Fruits	4	4+
Glucides	5	5
Protéines / produits laitiers	4	4
Matières grasses	3	3

JOUR 2   5 850 kJ (1 400 cal)

Petit-déjeuner	Portions / Groupe
1 baguel	2/ Glucides
45 ml (3 c. à table) de fromage à la crème, sans gras	1/ Matières grasses
2 prunes	1/ Fruits
Café aromatisé	—-

Lunch	Portions / Groupe
Sandwich à la dinde : (90 g (3 oz) de dinde, 10 ml (2 c. à thé) de mayonnaise sans gras, feuille de laitue, tranches de tomate, 2 tranches de pain de blé entier.	2/ Protéines/ p.laitiers 1/ Matières grasses 2/ Glucides
250 ml (1 t.) de melons frais (melon d'eau, cantaloup, melon miel)	2/ Fruits
250 ml (8 oz) de jus de légume épicé	2/ Légumes

Souper	Portions / Groupe
60 g (2 oz) de filet de bœuf coupé en languettes et grillé	2/ Protéines/ p.laitiers
Brocoli, sauce épicée à l'orange (page G9)	3/ Légumes
1 pomme de terre moyenne au four	1/ Glucides
45 ml (3 c. à table) de crème sure sans gras	1/ Matières grasses
Thé chaud	—-

Collation	Portions / Groupe
1 pomme	1/ Fruits

Totaux des groupes alimentaires	Consommation réelle	Objectif
Légumes	5	4+
Fruits	4	4+
Glucides	5	5
Protéines / produits laitiers	4	4
Matières grasses	3	3

JOUR 3 5 850 kJ (1 400 cal)

Petit-déjeuner	Portions / Groupe
125 ml (1/2 t.) de jus d'orange	1/ Fruits
1 petit muffin	1/ Glucides
	1/ Matières grasses
250 ml (1 t.) de fraises entières	1/ Fruits
250 ml (1 t.) de yogourt sans gras	1/ Protéines/ p.laitiers
Café décaféiné	—-

Lunch	Portions / Groupe
Pain pita fourré de légumes et de fromage feta : 1 pita de grains entiers, laitue émincée, tomate émincée, concombre tranché, 85 ml (1/3 t.) de fromage feta, 30 ml (2 c. à table) de vinaigrette française	1/ Protéines/ p.laitiers 1/ Légumes 2/ Glucides 1/ Matières grasses
1 nectarine	1/ Fruits
250 ml (8 oz) de lait écrémé	1/ Protéines/ p.laitiers

Souper	Portions / Groupe
Poitrine de poulet à l'estragon, rôtie 85 ml (1/3 t.) de riz brun au persil *Sauté d'asperges et de carottes au sésame (page G11)*	1/ Protéines/ p.laitiers 1 / Glucides 2 / Légumes
500 ml (2 t.) de salade verte, arrosée de	1 / Légumes
15 ml (1 c. à table) d'huile d'olive et de vinaigre de vin rouge	1 / Matières grasses
Thé chaud	—-

Collation	Portions / Groupe
15 raisins frais	1 / Fruits
3 craquelins de seigle	1 / Glucides

Totaux des groupes alimentaires	Consommation réelle	Objectif
Légumes	4	4+
Fruits	4	4+
Glucides	5	5
Protéines / produits laitiers	4	4
Matières grasses	3	3

Interdits qui surprennent

- Ne jeûnez pas. Si vous avez faim, mangez. Choisissez les aliments formant la base de la pyramide, des fruits et des légumes.
- Attendez-vous à des faiblesses occasionnelles, et ne permettez pas qu'elles compromettent votre engagement à maigrir.
- Ne tendez pas vers la perfection.
- Ne fixez pas de limite de temps. On ne modifie pas ses habitudes de vie en un jour.
- N'abandonnez pas, vous pouvez y arriver.

Variété des menus

Lorsque vous connaîtrez mieux la Pyramide alimentaire poids santé de la Clinique Mayo, vous souhaiterez sans doute explorer pour varier vos menus. Pour une plus grande flexibilité, vous pouvez changer quelques portions d'un groupe alimentaire par des portions d'un autre groupe. Il s'agit d'une autre façon de personnaliser ce programme d'amaigrissement.

Si vous préférez la cuisine asiatique, il est possible d'avoir une diète riche en glucides et faible en matières grasses, en incorporant plus de riz et moins de matières grasses et de protéines. Vous pouvez donc ajouter 2 portions de glucides et enlever 1 portion de protéines et produits laitiers et 1 portion de matières grasses. Certaines personnes préfèrent la cuisine méditerranéenne, une diète plus riche en matières grasses bonnes pour la santé, des gras monoinsaturés, tels l'huile d'olive, les noix et l'avocat. Dans ce cas, ajoutez 3 portions de matières grasses et enlevez 1 portion de glucides et 1 portion de protéines et produits laitiers.

Lorsque vous effectuez de telles modifications, veillez à toujours conserver *au moins 3 portions* de glucides, de protéines et de produits laitiers.

Maintien de la masse corporelle

Ne faites pas de modifications diététiques que vous ne pourrez respecter à long terme. Lorsque vous atteignez le poids santé, vous pouvez passer à l'échelon supérieur des calories (voir la page 97). Cependant, soyez prudent. Ne reprenez pas vos anciennes habitudes, car vous reprendrez les kilos perdus. Diminuez le nombre des portions si vous reprenez du poids.

Nouvelles habitudes alimentaires

Si vous adoptez l'approche représenté par la Pyramide alimentaire poids santé de la Clinique Mayo, vous aurez une diète équilibrée, n'aurez jamais faim et serez en mesure d'atteindre le poids qui vous convient le mieux. Si vous suivez également les conseils relatifs à votre activité physique, et si vous avez besoin de maigrir, vous perdrez des kilos et ne les reprendrez pas.

Le régime Mayo n'existe pas

La rumeur semble saisonnière. Au début du printemps, la Clinique Mayo reçoit presque toujours un déluge d'appels téléphoniques de gens qui désirent s'informer sur le soi-disant régime de la Clinique Mayo, lequel surgit sous différentes formes dans le pays et à travers le monde depuis des dizaines d'années. Le hic, et l'absolue vérité, c'est qu'il n'existe aucun régime de la Clinique Mayo.

Personne ne connaît l'origine de ce mythe, mais les nutritionnistes de la Clinique Mayo disent que c'est ainsi depuis les années 1940. Avec le temps, plusieurs formules de ce supposé régime Mayo sont apparues, et toutes partagent cette caractéristique : «un seul et unique régime pour tous» . Elles limitent aussi certaines catégories d'aliments et promettent une perte fantastique de poids. Ce sont là les signes d'un canular.

Un régime est souvent une passade lorsqu'il n'est pas spécifiquement conçu pour vous et vos besoins individuels. La Clinique Mayo conçoit des programmes d'amaigrissement individualisés. Chacun comprend des catégories et des quantités d'aliments à consommer, des conseils concernant l'activité physique et autres habitudes de vie favorisant une meilleure santé.

Alors, la prochaine fois que vous entendrez parler du soi-disant régime Mayo, contribuez à dissiper ce mythe.

Au fur et à mesure que vous apporterez des modifications dans votre alimentation et votre activité physique, votre santé s'améliorera et ces nouvelles habitudes s'incorporeront à votre style de vie. Cette approche est efficace et fonctionne bien. Elle est plus réaliste que l'observance d'un régime le temps de maigrir pour ensuite reprendre le poids perdu.

Bien que ce programme ne produise peut-être pas les prétendues réussites spectaculaires de certains plans populaires d'amaigrissement rapide, il offre une solution permanente au problème de l'embonpoint et de l'obésité.

Comparaison avec les autres guides alimentaires

Ce livre, *Poids santé,* et la nouvelle *Pyramide alimentaire poids santé de la Clinique Mayo* se comparent honorablement aux guides alimentaires des services de santé des gouvernements nord-américains. Comparons-les. Un signe dans la colonne intitulée «Approche Mayo» indique une cohérence avec les autres guides.

Guides alimentaires nord-américains suggèrent de :	Approche Mayo suggère de :
1. Viser un poids santé	✓
2. Être physiquement actif chaque jour	✓
3. Utiliser la pyramide du guide alimentaire pour choisir les aliments	Utiliser la pyramide ..... alimentaire poids santé de la C. Mayo
4. Choisir une variété de grains chaque jour, plus particulièrement des grains entiers	✓ ✓
5. Choisir chaque jour une variété de fruits et de légumes	✓
6. Garder des aliments «santé» en réserve	✓
7. Choisir une diète faible en gras saturés, en cholestérol, et modérée en matières grasses	✓ ✓
8. Choisir des aliments et breuvages limitant l'ingestion de sucre	✓
9. Choisir et préparer des aliments contenant moins de sel	✓
10. Consommer des boissons alcooliques avec modération	✓

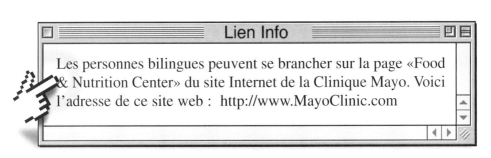

Lien Info

Les personnes bilingues peuvent se brancher sur la page «Food & Nutrition Center» du site Internet de la Clinique Mayo. Voici l'adresse de ce site web : http://www.MayoClinic.com

Chapitre 8

Activité physique

Mémo

- **Toute activité physique est bénéfique.**
- **L'activité physique et l'exercice physique sont deux choses différentes.**
- **Toute activité physique brûle des calories.**
- **Même avec des contraintes physiques, une certaine activité physique est possible.**
- **L'activité physique améliore tant votre santé que votre masse pondérale.**

M arier les saines habitudes alimentaires décrites aux chapitres précédents avec l'activité physique dont il est question dans celui-ci fournit une combinaison gagnante pour améliorer la santé, la maîtrise du poids et la condition physique en général.

Il est humain de chercher un moyen facile de mise en forme, un régime qui fait fondre les kilos en trop rapidement et de façon sécuritaire, en faisant le minimum d'efforts. Toutefois, des études démontrent que pour profiter au maximum d'une perte de poids, et ne pas reprendre les kilos perdus, il faut faire davantage que tout simplement modifier les habitudes alimentaires. Il faut aussi incorporer l'activité physique et l'exercice physique (deux choses différentes) au programme d'amaigrissement.

Est-ce que cela signifie enfiler un vêtement d'exercice chaque jour, adhérer à un centre de conditionnement physique ou consacrer quotidiennement des heures à conserver un taux élevé d'endorphine? Pas du tout. *L'exercice* physique est une approche structurée et planifiée. *L'activité* physique commence au lever et se termine au coucher. Presque chaque mouvement du corps est bénéfique. Des activités physiques, comme tondre le gazon ou monter un escalier plutôt que de prendre l'ascenseur, sont aussi saines et importantes pour maîtriser la masse corporelle.

Vous pouvez améliorer votre condition cardiovasculaire avec aussi peu que 30 minutes quotidiennes d'activité physique, d'une intensité faible à moyenne, et de plus, vous pouvez également choisir les activités que vous aimez. En fait, le geste le plus intelligent à poser pour le bien-être de votre corps consiste à trouver une ou plusieurs activités physiques que vous aimez vraiment, et les faire régulièrement. Lorsque vous pratiquez un exercice qui vous plaît, vous êtes plus susceptible d'y être fidèle et d'en retirer les bienfaits.

Comme tout le monde, vous êtes occupé. Avec nos horaires serrés, plusieurs croient ne pas disposer de 30 minutes par jour. Mais en réalité, ce n'est pas aussi compliqué. Il n'est pas nécessaire d'être physiquement actif durant une période continue de 30 minutes. Vous pouvez diviser ces 30 minutes en deux périodes de 15 minutes, ou trois de 10 minutes chacune, et quand même retirer des bienfaits.

Malgré un rythme accéléré et automatisé, prenez la décision de récupérer 30 minutes de votre horaire quotidien et de les investir dans votre santé, votre famille et votre avenir. Vous perdrez du poids, et c'est là votre objectif. Par ricochet, votre vie sera plus intéressante et plus stimulante, des bénéfices énormes compte tenu du peu de temps investi.

Avantages

De simples modifications dans vos habitudes de vie vous aident à augmenter votre activité physique. Il est normal de vouloir économiser des pas, mais afin d'améliorer votre santé et la maîtrise de votre masse pondérale, il faut au contraire trouver des excuses pour devenir plus actif chaque jour.

Marcher quelques minutes ou emprunter des escaliers sont aussi bénéfiques que des exercices structurés. Des études ont démontré qu'à intensité modérée, les activités normales de la vie

Guide couleur d'une saine alimentation

Utilisation de la Pyramide alimentaire poids santé de la Clinique Mayo

L a variété et la modération constituent les clés d'une saine alimenta-tion, mais seule, une alimentation saine ne peut favoriser une per-te de poids adéquate. Il est important de manger les bons aliments en quantité appropriée. L'activité physique régulière a aussi son importance.

Facile à comprendre, la nouvelle Pyramide alimentaire poids santé de la Clinique Mayo peut vous aider à perdre, gagner ou maintenir un poids santé. Elle favorise les fruits et les légumes, et permet de les manger en quantités illimitées.

Les pages qui suivent expliquent ce nouveau concept d'une alimentation de qualité. Vous y trouverez des renseignements utiles sur de nombreux ali-ments dont vous avez besoin et des recettes facilitant l'adoption d'un programme qui contribuera à l'atteinte et au maintien de votre poids santé.

TABLE DES MATIÈRES

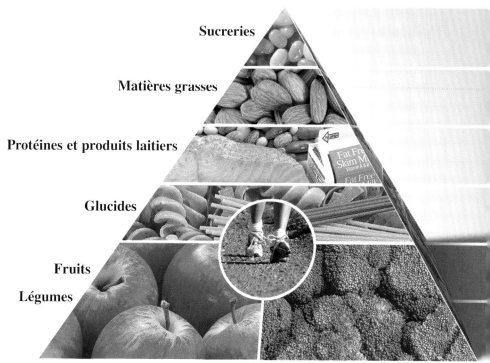

Sucreries

Matières grasses

Protéines et produits laitiers

Glucides

Fruits

Légumes

Pyramide alimentaire poids santé de la Clinique Mayo

Bien manger en 5 étapes

La Pyramide alimentaire poids santé de la Clinique Mayo est votre guide pour atteindre un poids santé. Sa forme triangulaire est importante. Elle attire votre attention sur les meilleurs choix d'aliments. Elle contribue également à réduire votre risque de maladies reliées au poids. De plus, vous n'aurez jamais faim en utilisant cette approche pour votre alimentation quotidienne.

Les aliments les plus importants, légumes et fruits, forment la base de la pyramide. Prenez soin de choisir des aliments dans chacun des 5 groupes alimentaires pour vous alimenter chaque jour. Les sucreries ne sont pas complètement interdites mais consommez-les avec modération. Surveillez votre ingestion quotidienne de calories provenant des sucreries, et inscrivez le nombre des calories dans le triangle du haut de la pyramide de votre registre alimentaire. (voir la page 111).

Notre approche pyramidale pour un poids santé est simple à maîtriser. Pensez aux cinq doigts de la main et suivez ces 5 étapes :

1. Kilojoules ou calories. Déterminez le niveau de départ des kilojoules ou calories qui vous convient (voir la page 97). La plupart des femmes ont besoin de 5 000 kJ (1 200 cal), et la plupart des hommes 5 850 kJ (1 400 cal).

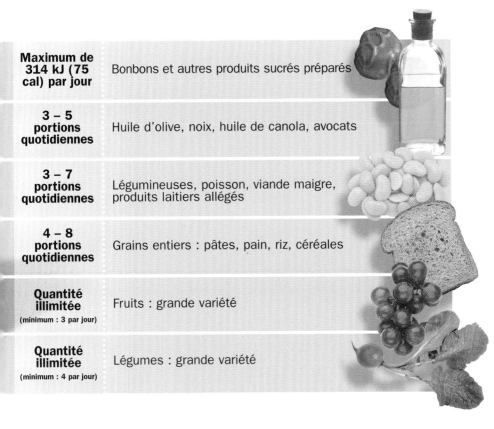

Maximum de 314 kJ (75 cal) par jour	Bonbons et autres produits sucrés préparés
3 – 5 portions quotidiennes	Huile d'olive, noix, huile de canola, avocats
3 – 7 portions quotidiennes	Légumineuses, poisson, viande maigre, produits laitiers allégés
4 – 8 portions quotidiennes	Grains entiers : pâtes, pain, riz, céréales
Quantité illimitée (minimum : 3 par jour)	Fruits : grande variété
Quantité illimitée (minimum : 4 par jour)	Légumes : grande variété

2. Portions. Déterminez le nombre de portions de chacun des groupes alimentaires que vous devriez prendre chaque jour (voir la page 111).

3. Grosseur des portions. Familiarisez-vous avec la grosseur des portions de nombreux aliments dans chacun des 5 groupes alimentaires.

4. Registre alimentaire quotidien. Enregistrez vos progrès. Notez soigneusement ce que vous mangez chaque jour. Utilisez votre «Registre diététique quotidien» personnel (voir la page 111). À la fin de chaque journée, comparez ce que vous avez mangé avec vos objectifs concernant les portions. Ensuite, félicitez-vous ou reprenez-vous le lendemain.

5. Variété. La pyramide ne montre que certains aliments, mais c'est le concept à l'origine de la pyramide qui est important. La variété est essentielle. Il en est de même pour le goût et l'apparence de vos aliments. Les menus des pages 113 à 119 et les recettes des pages G6 à G16 et des pages 226 à 232 ont été soigneusement sélectionnées par les nutritionnistes de la Clinique Mayo. Ces plats ne sont pas seulement nutritifs, ils sont délicieux, faciles à préparer et abordables.

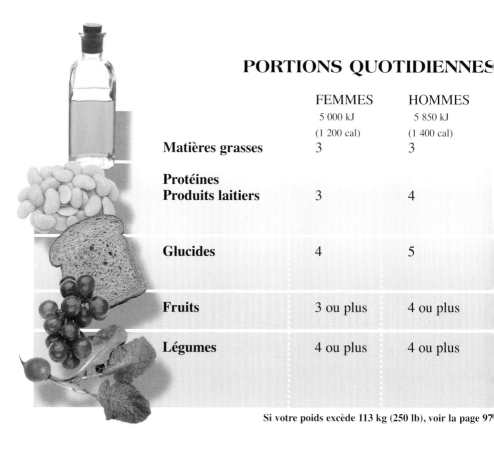

PORTIONS QUOTIDIENNES

	FEMMES 5 000 kJ (1 200 cal)	HOMMES 5 850 kJ (1 400 cal)
Matières grasses	3	3
Protéines **Produits laitiers**	3	4
Glucides	4	5
Fruits	3 ou plus	4 ou plus
Légumes	4 ou plus	4 ou plus

Si votre poids excède 113 kg (250 lb), voir la page 97

Meilleurs choix

Lorsque vous allez au marché d'alimentation, choisissez ces aliments. Incluez-les dans votre alimentation quotidienne. Les quantités mentionnées ci-dessous constituent une portion de chacun de ces aliments : *Exemples de portions*

Légumes		Fruits	
Brocoli	250 ml (1 t.)	Pomme	1 petite
Carotte	125 ml (1/2 t.)	Banane	1 petite
Chou-fleur	250 ml (1 t.)	Bleuets	190 ml (3/4 t.)
Concombre	250 ml (1 t.)	Raisins frais	250 ml (1 t.)
Haricots verts	190 ml (3/4 t.)	Pamplemousse	1 petit
Poivron vert	250 ml (1 t.)	Salade de fruits	125 ml (1/2 t.)
Laitue	500 ml (2.t.)	Orange	1 moyenne
Champignons	250 ml (1 t.)	Pêche	1 grosse
Épinard	500 ml (2 t.)	Poire	1 petite
Tomate	1 moyenne	Fraises	250 ml (1 t.)

PORTIONS IDÉALES

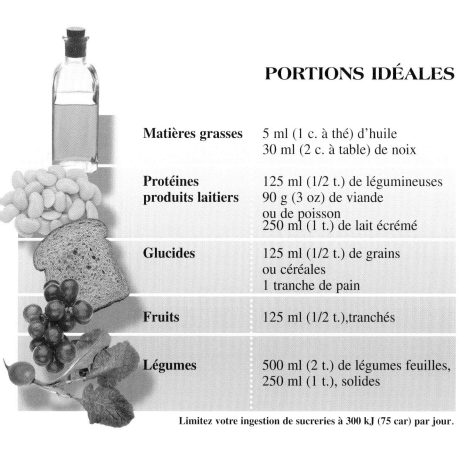

Matières grasses	5 ml (1 c. à thé) d'huile 30 ml (2 c. à table) de noix
Protéines produits laitiers	125 ml (1/2 t.) de légumineuses 90 g (3 oz) de viande ou de poisson 250 ml (1 t.) de lait écrémé
Glucides	125 ml (1/2 t.) de grains ou céréales 1 tranche de pain
Fruits	125 ml (1/2 t.),tranchés
Légumes	500 ml (2 t.) de légumes feuilles, 250 ml (1 t.), solides

Limitez votre ingestion de sucreries à 300 kJ (75 car) par jour.

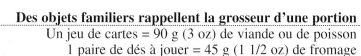

Des objets familiers rappellent la grosseur d'une portion

Un jeu de cartes = 90 g (3 oz) de viande ou de poisson
1 paire de dés à jouer = 45 g (1 1/2 oz) de fromage

Glucides

Pain de grains entiers	1 tranche
Céréales à grains entiers	125 ml (1/2 t.)
Gruau (cuit)	125 ml (1/2 t.)
Pâtes de grains entiers (cuit)	125 ml (1/2 t.)
Riz brun	85 ml (1/3 t.)
Courge d'hiver	250 ml (1 t.)
Patate sucrée	1/3 moyenne

Protéines / produits laitiers

Légumineuses	85 ml (1/3 t.)
Poulet	90 g (3 oz)

Crabe	90 g (3 oz)
(lait écrémé ou 1%)	250 ml (1 t.)
Saumon	90 g (3 oz)
Tofu	125 ml (1/2 t.)
Thon (en conserve, dans l'eau)	90 g (3 oz)

Matières grasses

Amandes	7 entières
Huile de canola	5 ml (1 c. à thé)
Huile d'olive	5 ml (1 c. à thé)
Beurre d'arachide	7,5 ml (1 1/2 c. à thé)
Noix	4 demies

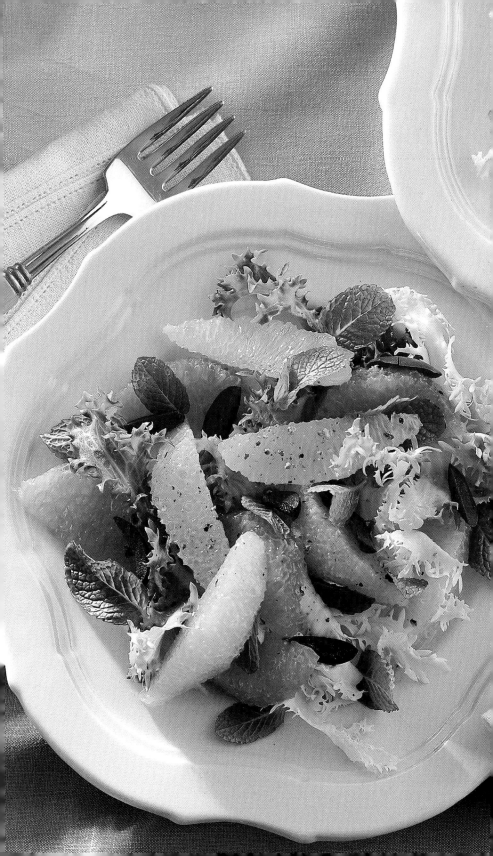

Salade de fruits méditerranéenne à la menthe

En hiver, les agrumes sont à leur meilleur et font de savoureuses salades de fruits. De plus, les agrumes constituent une des meilleures sources de vitamine C antioxydante. De la menthe fraîche ajoute du piquant à ce mélange coloré. Afin d'obtenir une version sans gras, éliminez l'huile de noix et les olives.

Nombre de personnes : 6   **Préparation :** 20 minutes

2 gros pamplemousses rouge rubis

3 grosses oranges navel

30 g (1oz) [65 ml (250 ml (1 t.)] de feuilles de menthe fraîche

30 g (1 oz) [65 ml (1/4 t.)] d'olives Kalamata, dénoyautées et tranchées

15 ml (1 c. à table) d'huile de noix

1,2 ml (1/4 c. à thé) de poivre moulu

6 feuilles de chicorée frisée

Dans un tamis posé sur un grand bol, peler et diviser les pamplemousses et les oranges.

À 2 c. à table du jus de fruit, ajouter les morceaux de pamplemousse et d'orange, la menthe, les olives, l'huile de noix et le poivre. Mélanger délicatement.

Pour servir, placer les feuilles de chicorée frisée dans des assiettes individuelles et mettre dans chacune une quantité égale de fruits.

PORTIONS DANS CETTE RECETTE

SUCRES – 0	PROTÉINES/ P. LAITIERS – 0	FRUITS – 1
MATIÈRES GRASSES – 1	GLUCIDES – 0	LÉGUMES – 1/2

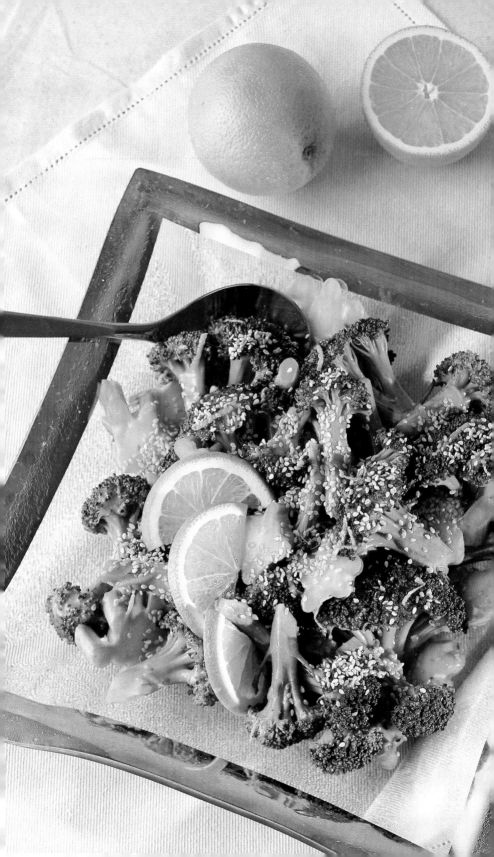

Brocoli à la sauce épicée à l'orange

De nombreuses recettes utilisent les bouquets de brocoli, sans les tiges. Bien parées et pelées, les tiges de brocoli sont tout à fait comestibles et fournissent les mêmes éléments nutritifs que les bouquets. Certaines personnes préfèrent même le goût légèrement plus sucré et la texture plus croquante des tiges.

Nombre de personnes : 6   **Préparation :** 15 minutes   **Cuisson :** 10 minutes

1 kg (2 lb) de brocoli

125 ml (1/2 t. ou 4 oz liq.) de jus d'orange

10 ml (2 c. à thé) de miel

5 ml (1 c. à thé) de moutarde de Dijon

5 ml (1 c. à thé) de zeste d'orange râpé

2,5 ml (1/2 c. à thé) de sauce de soja à teneur réduite en sel

1 gousse d'ail écrasée au presse-ail

1 pincée de flocons de piment rouge

7,5 ml (1 1/2 c. à thé) de fécule de maïs

15 ml (1 c. à table) d'eau

5 ml (1 c. à thé) de graines de sésame grillées

- Couper les bouquets de brocoli en morceaux d'environ 4 cm (1 1/2") de long. Couper les tiges à la diagonale, en tranches d'environ 9 mm (1/3") d'épaisseur.
- Verser 5 cm (2") d'eau dans casserole munie d'un cuiseur à vapeur, et amener à ébullition. Ajouter les tiges et laisser cuire 2 minutes. Ajouter les bouquets et cuire encore 5 minutes.
- Entretemps, mettre dans une petite casserole le jus d'orange, le miel, la moutarde, le zeste d'orange, la sauce de soja, l'ail et les flocons de piment, et amener le tout à ébullition.
- Dans un petit bol, mélanger la fécule de maïs et l'eau. Verser dans le mélange de jus d'orange et cuire environ 1 minute, jusqu'à épaississement.
- Pour servir, déposer dans un plat de service le brocoli nappé de sauce. Parsemer les graines de sésame sur la salade.

PORTIONS DANS CETTE RECETTE

SUCRES – 0	PROTÉINES/ P. LAITIERS – 0	FRUITS – 1/2
MATIÈRES GRASSES – 0	GLUCIDES – 0	LÉGUMES – 2

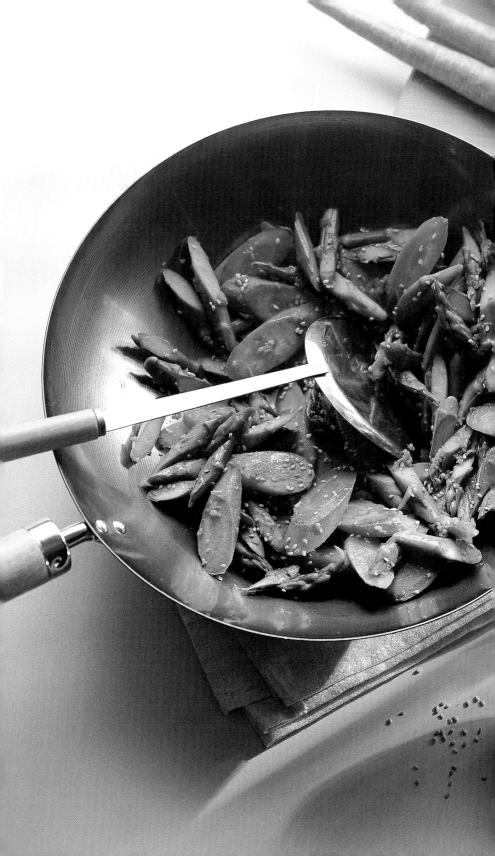

Sauté d'asperges et de carottes à l'huile de sésame

La meilleure huile de sésame asiatique rappelle fortement les graines de sésame grillées, et n'est ni âpre ni amère. Achetez-la en petite bouteille et essayez-en plusieurs dans vos recettes jusqu'à ce que trouviez celle qui vous plaît le plus. N'oubliez pas qu'il ne faut qu'une toute petite quantité d'huile de sésame pour donner à vos plats un goût de noix .

Nombre de personnes : 6   **Préparation :** 15 minutes   **Cuisson :** 10 minutes

24 tiges d'asperges

5 grosses carottes

60 ml (1/4 t. ou 2 oz liq.) d'eau

15 ml (1 c. à table) de gingembre frais, râpé

15 ml (1 c. à table) de sauce de soja, à teneur réduite en sel

7,5 ml (1 1/2 c. à thé) d'huile de sésame

15 ml (1 c. à table) de graines de sésame grillées

Couper les asperges en tranches de 12 mm (1/2") d'épaisseur, et les carottes en tranches de 6mm (1/4") d'épaisseur.

Vaporiser l'intérieur d'un wok ou d'une grande poêle antiadhésive, et placer sur un feu vif. Ajouter les carottes et cuire en remuant constamment pendant 4 minutes. Ajouter les asperges et l'eau en les mélangeant bien aux carottes. Couvrir et cuire environ 2 minutes, jusqu'à ce que les légumes soient à peine attendris.

Découvrir et ajouter le gingembre. Laisser cuire environ 1 à 2 minutes, en remuant constamment, jusqu'à ce que l'eau se soit évaporée.

Ajouter la sauce de soja, l'huile et les graines de sésame. Mélanger pour bien napper les légumes.

Pour servir, diviser dans les assiettes.

PORTIONS DANS CETTE RECETTE

SUCRES – 0	PROTÉINES/ P. LAITIERS – 0	FRUITS – 0
MATIÈRES GRASSES – 1/2	GLUCIDES – 0	LÉGUMES – 2

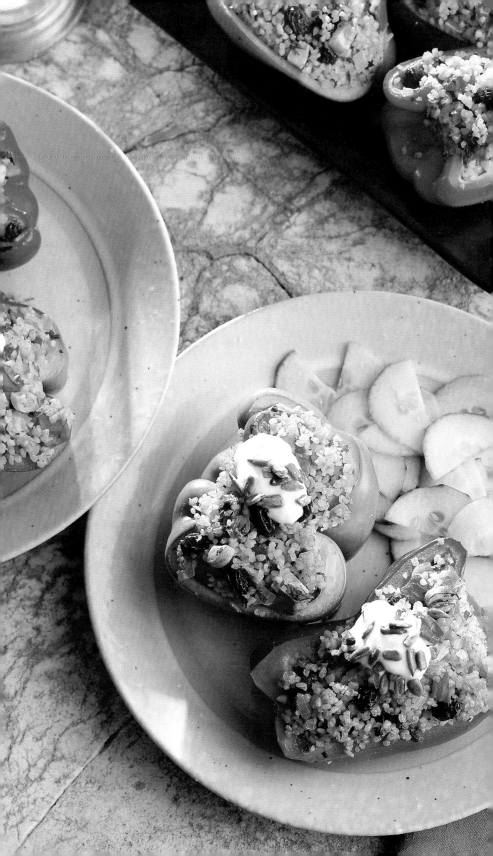

Poivrons farcis à la végétarienne

Profitez des bienfaits de ces délicieux poivrons végétariens, garnis d'une farce nutritive et sans gras, faite de blé bulgur, de champignons, de tomates, d'oignons et d'ail, que vous accompagnerez d'un légume rafraîchissant.

Nombre de personnes : 6　　**Préparation :** 25 minutes　　**Cuisson :** 1 heure

1 l (4 t. ou 32 oz liq.) d'eau

2,5 ml (1/2 c. à thé) de cannelle moulue

2,5 ml (1/2 c. à thé) de cumin moulu

375 g [12 oz ou 500 ml (2 t.)] de blé bulgur

250 g (8 oz) de champignons blancs, grossièrement hachés

375 ml [1 1/2 t. ou 280 g (9 oz)] de tomates fraîches en dés, ou 455 g (14 1/2 oz) de tomates en dés en conserve, égouttées

1 oignon émincé

2 gousses d'ail émincées

125 ml [1/2 t. ou 15 g (1/2 oz)] de persil italien frais, haché

85 ml [1/3 t. ou 60 g (2 oz)] de raisins secs

3 gros poivrons rouges coupés en deux, équeutés et épépinés

3 gros poivrons verts coupés en deux, équeutés et épépinés

90 ml [6 c. à table ou 90 g (3 oz)] de yogourt nature, sans gras

15 ml (1 c. à table) de graines de tournesol, grillées

Dans une grande casserole, amener l'eau, la cannelle et le cumin à ébullition. Verser le blé bulgur et mélanger. Lorsque l'eau recommence à bouillir, couvrir et laisser mijoter environ 15 minutes à feu doux, jusqu'à ce que l'eau soit absorbée.

Dans une grande poêle sur feu moyen, mélanger les champignons, les tomates, les oignons, l'ail et le persil. Couvrir et laisser cuire environ 10 minutes, en brassant de temps en temps, jusqu'à ce que les légumes soient tendres mais encore fermes.

Verser la préparation de champignons et de raisins secs dans le blé bulgur, et bien mélanger.

Chauffer le four à 200 C (400 F). Vaporiser un produit antiadhésif dans un plat de cuisson peu profond.

Déposer dans ce plat les demi-poivrons les uns à côté des autres, côté coupé vers le haut. Diviser également la farce et remplir les poivrons en formant un dôme. Couvrir le tout d'un papier d'aluminium. Cuire au four environ 45 minutes, jusqu'à ce que les poivrons soient tendres, et la farce bien réchauffée.

Pour servir, placer 2 demi-poivrons dans chaque assiette, couvrant chacun d'eux de 1/2 c. à table de yogourt, et garnir avec les graines de tournesol.

PORTIONS DANS CETTE RECETTE

SUCRES – 0	PROTÉINES/ P. LAITIERS – 0	FRUITS – 0
MATIÈRES GRASSES – 0	GLUCIDES – 3	LÉGUMES – 3

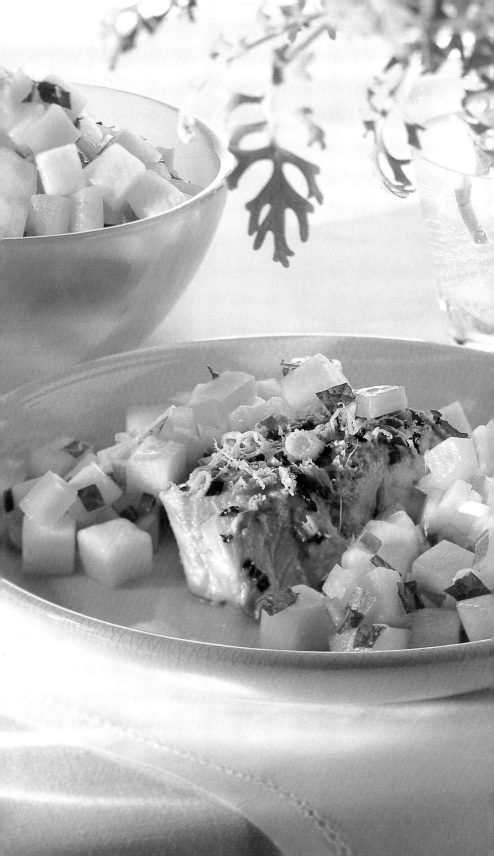

Saumon en papillote et salsa de melon

Les fruits de mer pochés au four dans une feuille d'aluminium, «en papillote» selon les termes de la cuisine française, est une technique qui leur conserve humidité et saveur, tout en laissant échapper un arôme délicat lorsque le dîneur déballe soigneusement sa papillote. Dans la cuisine tropicale, des fruits frais accompagnent souvent le poisson.

Nombre de personnes : 6   **Préparation :** 40 minutes   **Cuisson :** 15 minutes

oignons verts (échalotes au Canada), émincés, y compris les parties vertes

,5 ml (1 1/2 c. à thé) de menthe fraîche, émincée

ml (1 c. à thé) de gingembre frais, râpé

5 ml (3 c. à table) de zeste de lime râpé

50 g (1 1/2 lb) de filet de saumon, débarrassé de sa peau et coupé en 6 morceaux

Salsa de melon

melon miel d'environ 1,5 kg (3 lb), pelé, épépiné et coupé en cubes de

2 mm (1/2")

poivron jaune, équeuté, épépiné et coupé en carrés de 12 mm (1/2")

0 ml (1/4 t. ou 2 oz liq.) de jus de lime

/2 oignon rouge ou oignon espagnol, haché

piment Jalapeño émincé

0 ml (1 c. à table) de menthe fraîche, hachée

Chauffer le four à 230 C (450 F).

Dans un petit bol, mélanger les oignons, la menthe, le gingembre
 le zeste de lime.

Placer sur la surface de travail, 6 carrés de papier d'aluminium, d'environ 25 cm
0") chacun. Mettre un morceau de saumon au centre de chaque carré. Diviser
galement le mélange d'oignon et en recouvrir les morceaux de saumon. Plier le
apier d'aluminium de façon à former des sachets étanches. Disposer les papillotes
s unes à côté des autres sur une plaque de cuisson, et cuire au four environ 12 à
5 minutes, jusqu'à ce que la chair du poisson soit entièrement opaque.

Entretemps, préparer la salsa en mélangeant tous les ingrédients dans un bol.

Pour servir, placer le contenu des papillotes dans des assiettes. Diviser également la
lsa et en recouvrir le poisson.

PORTIONS DANS CETTE RECETTE

SUCRES – 0	PROTÉINES/ P. LAITIERS – 1 1/2	FRUITS – 1
MATIÈRES GRASSES – 0	GLUCIDES – 0	LÉGUMES – 1

Tarte au chocolat

Nb de personnes : 6   **Prép. :** 30 minutes   **Cuiss. :** 15 minutes   **Refroid. :** 2 hr

Croûte

8 biscuits graham entiers
190 ml (2/3 t.) de son de blé à 100%, non préparé
30 ml (2 c. à thé) de sucre
1,2 ml (1/4 c. à thé) de cannelle moulue
2 blancs d'oeuf

Garniture

85 ml [1/3 t. ou 45 g (1 1/2 oz)] de fécule de maïs
85 ml [1/3 t. ou 155 g (5 oz)] de sucre
85 ml [1/3 t. ou 30 g (1 1/2 oz)] de poudre de cacao non sucré
875 ml (3 1/2 t. ou 28 oz liq.) de lait sans gras
10 ml (2 c. à thé) d'essence de vanille
16 fraises

- Chauffer le four à 180 C (350 F). Vaporiser d'un produit antiadhésif le fond d'une assiette à tarte de 23 cm (9").
- *Croûte* : Mélanger au robot culinaire les biscuits graham et le son de blé. Ajouter le sucre, la cannelle et les blancs d'œuf. Mélanger jusqu'à ce que le tout soit humide.
- Verser le mélange dans l'assiette à tarte, en le répartissant dans le fond et sur les côtés, tout en ayant soin de ne pas faire le bord trop épais.
- Cuire au four environ 10 minutes, jusqu'à ce que la croûte soit légèrement dorée, et ferme sous une pression modérée, sans toutefois être dure. Lorsqu'elle est trop cuite, l croûte devient cassante en refroidissant. Laisser refroidir environ 1 heure.
- *Garniture* : Dans une casserole épaisse, tamiser ensemble la fécule de maïs, le sucre et la poudre de cacao. Ajouter le lait en brassant. Faire cuire à feu moyen jusqu'à ce que le mélange épaississe et laisser mijoter environ 7 minutes. Réduire le feu et laisse mijoter environ 2 minutes de plus. Retirer du feu et couvrir d'une pellicule de plastiqu afin d'éviter la formation d'une peau. Refroidir 30 minutes.
- Enlever la pellicule et ajouter la vanille en brassant. Versez la garniture dans la croût de tarte et réfrigérer jusqu'à fermeté, environ 2 heures.
- Pour servir, couper en pointes. Garnir de fraises.

**PORTIONS
DANS CETTE RECETTE**
SUCRES – 0
PROTÉINES/
P. LAITIERS – 1
FRUITS – 1/2
MATIÈRES GRASSES – 0
GLUCIDES – 1/2
LÉGUMES – 0

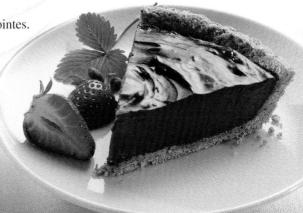

contribuent autant que des exercices physiques structurés à abaisser le taux de cholestérol, la pression artérielle, le pourcentage du gras corporel et améliorer la condition cardiovasculaire.

Devez-vous changer votre programme d'exercices structurés pour des activités de la vie quotidienne uniquement? Pas du tout. Les séances plus longues d'exercices structurés brûlent plus efficacement les calories. Cependant, toute forme d'activité est bonne. Les activités de la vie quotidienne constituent un bon départ pour obtenir quelques-uns des bienfaits des exercices énergivores. Elles sont également plus faciles à faire dans la journée. Incorporez-les tout simplement à ce que vous faites déjà. Emprunter un escalier, marcher, jardiner, bouger, toutes ces activités améliorent votre santé.

Pensez à des moyens d'augmenter votre activité physique : stationner votre voiture plus loin de votre lieu de destination, marcher à l'heure du lunch ou allonger votre itinéraire pour aller chercher le courrier.

Fougue ou bougeotte

Par leur façon de bouger en s'acquittant de leurs tâches quotidiennes, certaines personnes possèdent un mécanisme les empêchant d'engraisser. De récentes études de la Clinique Mayo suggèrent que les gens fougueux, toujours en mouvement, brûlent des centaines de calories de plus. Bouger continuellement semble les aider à maîtriser leur poids, même lorsqu'elles mangent trop.

Dans cette étude, les personnes ayant pris le moins de poids sont celles qui brûlent le plus de calories au cours des activités normales de leur vie quotidienne, en bougeant, se déplaçant et changeant continuellement de posture. Les chercheurs ont donné à ce facteur le nom de «NEAT», signifiant en anglais «nonexercise activity thermogenesis», que l'on pourrait traduire ainsi : «thermogenèse par des activités qui ne sont pas des exercices».

Cette étude permet un certain espoir même si vous êtes plus posé : chaque calorie perdue en bougeant a son importance. Vous pouvez donc augmenter le nombre des calories que vous brûlez chaque jour. Si vous bougez un peu plus, vous resterez plus svelte qui si vous êtes assis trop longtemps.

Vie active

Même si l'on obtient de plus grands bienfaits avec au moins 30 minutes ou plus d'exercices plus intenses, les activités d'intensité faible à modérée peuvent s'ajouter à votre programme d'exercices physiques. Au lieu d'organiser votre vie en fonction de vos exercices, organisez vos exercices en fonction de votre vie. Voici des moyens simples d'augmenter votre activité physique, peu importe votre occupation dans la vie. Tentez d'ajouter une activité nouvelle ou différente chaque semaine :

PARENT AU FOYER

- Balayez les planchers, le patio ou l'allée du jardin chaque jour.
- Jouez avec les enfants au lieu de les regarder faire. Allez au parc. Poussez le landau du bébé. Jouez à la balle.
- Faites une courte marche avant le petit-déjeuner, le lunch ou le souper.
- Allez faire vos achats en bicyclette.
- Stationnez l'auto à l'extrémité du stationnement. Pour faire vos achats, parcourez à quelques reprises les allées du centre commercial.
- Si vous possédez une bicyclette stationnaire, pédalez pendant cinq minutes alors que vous parlez au téléphone ou lisez le journal.

TRAVAILLEUR CLÉRICAL

- Utilisez l'escalier plutôt que l'ascenseur.
- Marchez durant votre heure de lunch.
- Levez-vous et allez voir vos collègues plutôt que d'envoyer un courriel.
- Faites des exercices d'étirement à votre bureau.
- Faites des marches en groupe; rencontrez un collègue pour marcher.
- Organisez une ligue sportive : tennis, golf, balle-molle ou marche.

FLÂNEUR DU WEEK-END

- Tondez le gazon.
- Lavez votre voiture à la main.
- Promenez le chien tous les jours.
- Soyez opportuniste. En assistant au match de soccer des enfants, marchez autour du terrain.
- Faites votre parcours de golf à pied plutôt qu'en voiturette.
- Prévoyez des marches régulières dans le voisinage avec les enfants, et faites de la randonnée à l'extérieur de la ville.

ZAPPEUR INVÉTÉRÉ

- Faites des étirements en regardant la télé. Encore mieux, achetez une bicyclette d'exercice et pédalez en regardant le bulletin des informations.
- Mettez de côté le contrôle à distance de la télé et levez-vous pour changer les postes.
- Trouvez un partenaire. Faire de l'exercice est plus intéressant en jasant avec un ami.
- Prenez vos repas une demi-heure plus tôt et faites une marche après.
- Plutôt que d'aller chercher une collation durant les annonces, sortez et faites cinq fois le tour de votre maison.

VOYAGEUR

- Marchez dans l'aérogare pendant que vous attendez pour l'embarquement.
- Faites des exercices d'étirement et des tractions dans votre chambre d'hôtel.
- Louez une chambre dans un hôtel offrant une salle de conditionnement physique.
- Levez-vous tôt et marchez dans le voisinage de l'hôtel.
- Prévoyez un rendez-vous d'affaire dans un gymnase local.

Programme personnel d'activité physique

Peu importe le genre d'exercices que vous choisissez, il est important que l'activité convienne à vos capacités. Si vous souffrez d'une condition chronique, une incapacité physique ou autre problème de santé, vous devez prévoir des exercices qui vous offrent un maximum de bienfaits avec un minimum d'inconfort et de risques de blessure. Votre médecin peut vous aider à planifier un programme à votre mesure.

À une certaine époque, on réduisait l'activité des gens touchés par des maladies physiques. Aujourd'hui, les médecins recommandent à toutes les personnes auparavant sédentaires de faire de l'exercice, peu importe leur condition, de l'ostéoporose à la maladie coronarienne.

Si vous êtes touché par une des conditions suivantes, tenez-en compte dans l'élaboration de votre programme de conditionnement physique :

Maladie coronarienne

Des exercices réguliers aident le cœur à pomper plus efficacement, améliorent les taux de cholestérol et abaissent légèrement la pression artérielle. Alors, pourquoi n'en feriez-vous pas?

Si vous craignez de faire une crise cardiaque durant vos exercices, rappelez-vous que la plupart des crises cardiaques surviennent au repos, et non pendant une activité. La plupart des personnes victimes d'une crise cardiaque durant une activité physique étaient sédentaires auparavant, ou ne faisaient qu'occasionnellement de l'exercice et avaient entrepris un programme trop exigeant pour elles. En faisant de l'exercice, vous réduisez le risque d'une crise cardiaque au repos.

Vous pouvez minimiser ce risque et maximiser les bienfaits de l'exercice en respectant les recommandations de votre médecin en ce qui a trait aux exercices d'une intensité et d'une durée appropriées pour vous. Commencez en douceur et par la suite, faites régulièrement vos exercices. Évitez la compétition et soyez à l'écoute de votre corps. Si vous ressentez des palpitations, des étourdissements ou une douleur dans la poitrine, la mâchoire ou le bras, cessez immédiatement vos exercices et téléphonez à votre médecin.

Malaises et douleurs

Si vous avez été sédentaire pendant une longue période, il est normal que vous ressentiez à tout le moins un léger inconfort en commençant à faire des exercices. Cela n'a rien d'inquiétant car vous n'êtes probablement pas blessé. Votre corps s'ajuste tout simplement à ce nouveau défi. Voici de quelle façon réduire cette douleur :

Levez-vous et bougez. Vos muscles ont besoin d'une activité en douceur pour accroître l'afflux sanguin et favoriser la guérison du muscle. Marchez lentement ou pédalez sur une bicyclette stationnaire sans y mettre de résistance.

Prenez de l'acétaminophène, tel Tylenol ou un anti-inflammatoire non stéroïdien (telle aspirine ou ibuprofène) avec des aliments pour minimiser les dérangements d'estomac.

Étirez vos muscles après quelques exercices initiaux. Des étirements en douceur réduisent la douleur musculaire lorsque vous commencez à faire de l'exercice.

Si vous ne ressentez aucune amélioration après quelques jours, voyez votre médecin, surtout si la douleur est plus forte que la normale, si une articulation précise est enflée, tel le genou ou la cheville, ou si les moyens habituels pour soulager la douleur ne sont pas efficaces.

Diabète

Faire de l'exercice peut abaisser le taux de sucre dans le sang et contribuer à une meilleure action de l'insuline. Prévoyez vos activités en fonction de l'heure de vos repas et du dosage de votre médicament.

Prenez une légère collation composée de glucides, avant ou pendant une activité d'intensité faible à modérée, spécialement si plus d'une heure s'est écoulée depuis votre dernier repas. Lorsque vous aurez respecté un programme régulier d'exercices physiques, votre médecin pourra peut-être diminuer le dosage de votre insuline ou de votre médication orale.

Ostéoporose

Faire régulièrement de l'exercice est idéal pour combatte l'ostéoporose parce que l'activité physique contribue à la formation du tissu musculaire et au maintien de la densité osseuse. En fait, les exercices porteurs de poids augmentent même la densité osseuse, ce qui signifie que les os seront plus forts. De plus, en étirant les muscles et les os, vous améliorez votre équilibre et réduisez le risque de chutes ou de fractures.

Un exercice porteur de poids est un exercice qui supporte le poids du corps. La natation, par exemple, n'est pas un exercice porteur de poids.

Marcher d'un bon pas est un exercice idéal pour l'ostéoporose parce qu'il est porteur de poids, peut se faire n'importe où, avec un risque minime de blessure. Si la marche est douloureuse, essayez la bicyclette. Ce qui est important, c'est de faire des exercices qui font porter le poids du corps sur les os et les muscles, en évitant les manœuvres ou les activités susceptibles d'occasionner des chutes. Vous pouvez même songer à des exercices de levée de poids d'intensité faible à modérée.

Arthrite

Même si les raideurs et douleurs arthritiques vous donnent envie de rester bien tranquille sous une couverture chauffante, faire travailler vos articulations avec des exercices appropriés et réguliers contribue au maintien de leur amplitude et au soulagement de la douleur. Les activités qui conviennent le mieux aux arthritiques sont la marche, la bicyclette, la natation et les exercices aquatiques d'aérobie.

Commencez chaque séance d'exercice par des exercices de réchauffement. N'en faites pas trop, augmentez graduellement la durée et l'intensité. Si la douleur est sévère lors d'un exercice, cessez-le. Choisissez le moment de la journée où la douleur articulaire est moins vive pour faire vos exercices. Évitez les exercices causant de gros impacts, et prenez un médicament antidouleur au besoin.

Obésité

En général, dans l'activité physique, les plus fortes restrictions imposées par l'obésité sont dues aux problèmes associés à l'excès de poids. Même si l'obésité complique l'activité physique, laquelle provoque un essoufflement et un stress sur les muscles sous-utilisés, la surcharge pondérale peut aggraver l'arthrose et rendre la récupération plus difficile après une intervention chirurgicale et augmenter le risque d'infection.

Consultez votre médecin avant d'entreprendre un programme de conditionnement physique. Soumettez-vous à un examen médical complet et recherchez les activités les plus appropriées pour vous afin d'incorporer des mouvements favorisant votre santé.

Rappelez-vous de commencer en douceur et d'augmenter graduellement votre niveau d'activité. Trouvez des exercices que vous pouvez faire, tels que pédaler sur une bicyclette stationnaire, marcher dans l'eau ou utiliser un appareil d'exercice pour les bras.

Commencez lentement, choisissez des activités que vous aimez et incorporez-les petit à petit dans vos habitudes de vie. Vos chances d'y être fidèle seront plus grandes si vous incorporez l'activité physique à votre style de vie.

Conditionnement familial

Si vous ajoutez l'activité physique à vos habitudes de vie, nous vous en félicitons. Vous profiterez pleinement de ses effets bénéfiques pour la santé. Cependant, il existe un moyen d'en intensifier les bienfaits : faire comprendre à vos enfants la valeur d'une vie axée sur la bonne forme.

Lorsque les deux parents font de l'exercice physique, les enfants sont deux fois plus actifs. Ceci signifie que si vous faites de l'exercice, vos enfants en feront probablement aussi. Tout en vous permettant de jouir davantage de la vie, élaborer un bon programme de conditionnement physique avec vos enfants contribue à établir un modèle dont ils bénéficieront toute leur vie et qu'ils transmettront ensuite à leurs propres enfants.

Il est facile de créer dans votre foyer le besoin de faire de l'exercice. Commencez par trouver des activités que tous peuvent faire ensemble. Si vous avez des bébés ou des bambins, achetez une poussette conçue pour le jogging. Si vos enfants sont d'âge préscolaire ou scolaire, planifiez des marches régulières pour vous rendre au parc d'amusement, inscrivez-vous à une marche de 5 kilomètres pour une œuvre de charité ou faites un pique-nique en parcourant les sentiers de randonnée près de chez vous. Pour vous renseigner sur les programmes stucturés de conditionnement physique, voyez votre centre communautaire ou centre de loisirs. Plusieurs offrent des cours de conditionnement physique, ainsi que

Manquement temporaire

C'est une chose qui arrive à tout le monde. Vous êtes pris par le travail, les vacances ou la maladie, et toutes vos bonnes intentions s'envolent. Plus de la moitié des gens qui adhérent à un programme supervisé de conditionnement physique l'abandonnent au cours des six premiers mois. Que pouvez-vous faire pour empêcher que ces petits manquements à votre programme de conditionnement deviennent permanents? Voici quelques suggestions :

- Ne soyez pas trop dur envers vous-même. Voyez chaque manquement comme une expérience d'apprentissage. Dites-vous que c'est une défaillance temporaire, n'en faites pas une catastrophe. Il ne s'agit que d'un arrêt momentané de votre programme.
- Soyez réaliste. Croyez-vous vraiment réussir à faire de l'exercice 2 heures par jour, 365 jours par année? Si tel est votre objectif, vous vous préparez à échouer. Commencez plutôt par 30 minutes d'activité physique, 3 jours par semaine, et bâtissez à partir de cela.
- Planifiez continuellement. Pensez à des façons d'incorporer de courtes périodes d'activité physique dans votre vie, même si un voyage est prévu ou que votre tâche de travail augmente. Planifier peut prévenir un manquement.
- Faites de l'exercice une priorité. Faire de l'exercice est aussi important que toutes vos autres activités de la journée.
- Continuez. Faites de l'exercice, n'importe quel activité physique, aujourd'hui même.

des programmes pour les enfants en plus de ceux offerts aux adultes.

Discustez-en famille. Quelles sont les activités qui attirent tant les enfants que les parents? Où trouver du temps pour des sorties familiales? Est-ce que tous sont d'accord pour passer plus de temps à l'extérieur? Considérez également ces autres suggestions d'activités familiales :

- Planifiez pour la famille une activité de 20 à 30 minutes, trois fois par semaine : une partie de ballon-panier dans l'entrée du

garage, jouer à chat perché dans la cour arrière ou une randonnée à bicyclette. Si vous ne parvenez pas à trouver 30 minutes
d'affilée, prévoyez des périodes d'une dizaine de minutes, mais
assurez-vous d'avoir du plaisir.

- Imposez aux enfants des limites de temps pour regarder la
télévision ou jouer sur l'ordinateur, tel que 1 heure par jour ou
10 émissions par semaine.
- Rendez votre vie quotidienne plus active. Allez au marché
d'alimentation ou au parc à pied plutôt qu'en voiture. Montez et
descendez les escaliers du stade de football plutôt que de rester
assis à votre banc.
- Variez les exercices et rendez-les agréables. Rappelez-vous que
de nombreux jeux d'enfants sont en réalité des exercices,
participer à leurs jeux et amusez-vous.
- Planifiez des vacances et des sorties exigeant une activité
physique : randonnée, natation, ski ou canotage.
- Allez-y lentement si la famille est sédentaire.
- Parlez de l'importance d'une bonne condition physique avec
vos enfants.

Étape suivante

Vous avez décidé de faire plus qu'un ajout subtil d'activité dans
votre vie quotidienne. Vous désirez opter pour le conditionnement
parfait. Mais où obtenir les conseils dont vous avez besoin?

Les clubs de santé ou de conditionnement physique méritent une
certaine considération. Vous trouverez probablement près de chez
vous un club où les entraîneurs sont en mesure d'évaluer votre
condition physique et de recommander les exercices correspondant le
mieux à votre style de vie et à vos intérêts. Adhérer à un club de santé
peut également vous motiver, ne serait-ce que par l'argent déboursé.

Voici ce qu'un club de santé ou de conditionnement physique
peut offrir :

- Conditionnement personnalisé. Si vous êtes un néophyte, recherchez un club offrant des programmes aux débutants. Cependant,
des cours plus avancés au milieu de membres expérimentés
augmentent votre intérêt à mesure que vous progressez.
- Personnel professionnel qualifié.

- Personnel chaleureux. Est-ce que les employés vous sourient ou vous accueillent? Mémorisent-ils vos habitudes, ce que vous aimez ou n'aimez pas? Vous donnent-ils des conseils ou des encouragements? Vous devriez vous attendre à ce que les entraîneurs vous témoignent de l'intérêt et semblent aimer leur travail.
- Environnement propre et sécuritaire. Les planchers et les appareils sont-ils propres? Les entraîneurs connaissent-ils la réanimation cardio-respiratoire et les premiers soins? S'occupent-ils continuellement de vous offrir un environnement bien rangé et sécuritaire?
- Ambiance agréable. Les clubs de santé ne sont pas nécessairement fréquentés par des gens d'aspect sinistre. Visitez le centre et faites-en le tour. Souhaiteriez-vous y revenir régulièrement? Les clubs les mieux cotés vous alloueront un ou deux essais gratuits avant votre adhésion. Profitez de cette offre d'essai.

Travail solitaire

Le club de santé n'est qu'un choix parmi d'autres. Travailler seul à la maison a aussi ses avantages. Vous n'avez pas à faire la queue pour utiliser les appareils. Vous seul décidez du moment où vous travaillez, et vous choisissez vos partenaires. Mais si vous faites du conditionnement à la maison, vous devrez être plus motivé et ne pas vous laisser distraire par le téléphone, les travaux ménagers ou les visiteurs imprévus. Cependant, les gens qui le font chez eux sont souvent plus engagés; ils sont fidèles à leur programme et perdent du poids.

Avant d'acheter de l'équipement de conditionnement physique, apprenez à vous connaître. Si vous avez fait de l'exercice et en avez pris l'habitude, vous avez un pas de fait. Mais si votre bonne intention de vous rendre au gymnase fléchit souvent, il y a fort à parier que vous ne le ferez pas davantage à la maison et sous peu, votre bicyclette d'exercice sera vendue lors de votre prochaine vente de garage.

Le bon équipement à acheter correspond à ce que vous aimez le plus. Tout de suite après le manque de motivation, plus que toute autre chose, l'ennui est probablement ce qui a ruiné plusieurs programmes d'exercices physiques. Si vous arrivez à la conclusion que la marche est votre activité préférée, un tapis roulant est probablement un bon investissement.

Visite chez le médecin

Consultez votre médecin avant d'entreprendre un programme de conditionnement physique exigeant, surtout si vous avez été longtemps inactif. Si vous avez d'autres problèmes de santé ou êtes à risque de maladie cardiovasculaire, soyez plus prudent avant de commencer.

Il est spécialement important de voir votre médecin si :

* vous êtes un homme de 40 ans ou plus, ou une femme de 50 ans ou plus, et que vous n'avez pas eu de bilan de santé récemment;
* vous êtes touché par le diabète ou une maladie cardiaque, pulmonaire ou rénale;
* votre pression artérielle est de 160/100 mm Hg ou plus élevée;
* vous avez des antécédents familiaux de troubles cardiaques avant l'âge de 55 ans;
* vous ne connaissez pas vraiment votre état de santé actuel;
* vous avez déjà éprouvé une douleur dans le thorax, de l'essoufflement ou des étourdissements durant une activité ou un exercice exigeant.

Élaboration d'un programme

Il existe 3 principaux types d'exercices physiques : d'aérobie, de raffermissement, d'assouplissement et d'étirement des muscles. Ces exercices sont expliqués ci-après dans ce chapitre. Vous devriez inclure ces 3 types d'exercices dans votre programme.

En planifiant votre programme de conditionnement physique, pensez à inclure 5 minutes de réchauffement, 30 minutes d'exercices d'aérobie et de 5 à 10 minutes d'exercices de récupération et d'étirement, sans oublier 10 à 20 minutes d'exercices de raffermissement et d'assouplissement plusieurs fois par semaine.

Au premier coup d'œil, il semble que tout ceci exige beaucoup de temps, mais voyez-le sous cet angle : c'est l'une des choses les plus importantes que vous puissiez faire durant la journée. Vous n'avez pas à tout faire en même temps. Prévoyez plutôt réussir à faire de l'exercice pendant 1 heure pour les 6 prochains mois, période au cours de laquelle vous augmenterez graduellement l'intensité des exercices.

Exercices d'aérobie

Aérobie signifie «avec oxygène», contrairement à anaérobie, «sans oxygène». Les exercices d'aérobie, telles la marche et la natation, augmentent les fréquences respiratoire et cardiaque. Les exercices d'anaérobie, telle la levée de poids, font travailler les muscles.

Pendant les exercices d'aérobie, vous devriez pouvoir tenir de courtes conversations sans être trop essoufflé. Si vous êtes à bout de souffle, votre corps n'obtient pas la quantité d'oxygène dont il a besoin pour brûler les matières grasses et brûle plutôt les sucres. Fatiguez-vous suffisamment pour vous rendre compte que vous travaillez, mais en sentant que vous pourriez continuer un certain temps. De plus, une activité d'aérobie ne doit pas nécessairement être longue, exigeante ou incommodante. Des exercices à petites doses s'additionnent, et certaines personnes découvrent que varier leurs activités conserve leur intérêt à continuer.

N'oubliez pas ceci : commencez lentement. Ne vous lancez pas dans un excès d'activité. Ajoutez plutôt graduellement plusieurs minutes par semaine à votre activité d'aérobie, mais ayez de la constance. À long terme, la constance est beaucoup plus importante que des moments d'enthousiasme à court terme.

Activités d'aérobie

Il est préférable de faire quotidiennement 30 minutes d'exercice d'une intensité allant de «modérée» à «forte» (3 – 4 sur l'Échelle de perception de l'effort, voir la page 137). Faites une variété d'exercices pour le bas et le haut du corps, telle la marche, la natation ou le saut à la corde. Allongez la durée de vos exercices de 1 à 5 minutes à la fois, sur un certain nombre de semaines ou de mois. Augmenter la durée graduellement réduit le risque de blessure.

Marche. Marcher est la meilleure façon de commencer des exercices physiques. Vous n'avez besoin ni d'équipement, ni de formation. En plus de maigrir, cette activité d'aérobie vous procure d'autres bienfaits, car la marche est bonne pour le cœur, les poumons et les os.

Marcher n'est pas uniquement une façon de commencer à faire de l'exercice, c'est aussi un moyen de conserver sa forme et sa santé à long terme. Si vous débutez, commencez par marcher 10 minutes par jour. Chaque semaine, augmentez la durée de votre marche de 2 à 5 minutes, et continuez ainsi jusqu'à ce que vous marchiez 45 à 60 minutes à la fois.

Kilojoules brûlés

Combien d'énergie brûlez-vous? Les chiffres ci-dessous montrent le nombre de kilojoules (calories) à l'heure brûlés par des personnes de 68 kg (150 lb), 90 kg (200 lb) et 113 kg (250 lb).

Activité	68 kg (150 lb)	90 kg (200 lb)	113 kg (250 lb)
Bicyclette, 19 km/h ou 12 m/h	1 715 kJ (410 cal)	2 235 kJ (534 cal)	2 763 kJ (660 cal)
Bicyclette, 9,5 km/h ou 6 m/h	1 000 kJ (240 cal)	1 306 kJ (312 cal)	1 607 kJ (384 cal)
Course sur place	2 760 kJ (660 cal)	4 027 kJ (962 cal)	5 291 kJ (1 264 cal)
Course, 16 km/h ou 10 m/h	5 358 kJ (1 280 cal)	6 965 kJ (1 664 cal)	8 556 kJ (2 044 cal)
Danse	1 758 kJ (420 cal)	2 512 kJ (600 cal)	3 265 kJ (780 cal)
Gymnastique rythmique	1 255 kJ (300 cal)	1 507 kJ (360 cal)	1 758 kJ (420 cal)
Jogging, 11 km/h ou 7 m/h	3 850 kJ (920 cal)	5 149 kJ (1 230 cal)	6 446 kJ (1 540 cal)
Marche, 3,2 km/h ou 2 m/h	1 000 kJ (240 cal)	1 306 kJ (312 cal)	1 591 kJ (380 cal)
Marche, 4,8 km/h ou 3 m/h	1 339 kJ (320 cal)	1 741 kJ (416 cal)	2 512 kJ (600 cal)
Marche, 7,25 km/h ou 4,5 m/h	1 842 kJ (440 cal)	2 394 kJ (572 cal)	2 930 kJ (700 cal)
Natation, 23 m/m ou 25 verg./m	1 150 kJ (275 cal)	1 499 kJ (358 cal)	1 846 kJ (441 cal)
Natation, 46 m/m ou 50 verg./m	2 090 kJ (500 cal)	2 721 kJ (650 cal)	3 349 kJ (800 cal)
Quilles	1 000 kJ (240 cal)	1 255 kJ (300 cal)	1 507 kJ (360 cal)
Saut à la corde	3 139 kJ (750 cal)	4 186 kJ (1 000 cal)	5 232 kJ (1 250 cal)
Tennis, en simple	1 674 kJ (400 cal)	2 239 kJ (535 cal)	2 801 kJ (670 cal)

Avec le temps, vous pourrez marcher d'un bon pas. Si vous avez l'expérience de l'exercice physique, vous désirerez peut-être balancer les bras en déambulant afin de faire travailler le haut du corps et augmenter l'intensité de cette activité d'aérobie.

Jogging. En joggant à environ 13 k/h (8 m/h), vous brûlez deux fois plus de calories que si vous marchez, ce qui signifie que votre période d'exercice devient plus efficace. Malgré ses bienfaits cardiovasculaires, le jogging est parfois dur pour les articulations. Les chocs répétitifs peuvent blesser les articulations des pieds, des chevilles, des genoux et des hanches.

Si cette activité vous intéresse, commencez doucement. Commencez d'abord par marcher, surtout si vous avez été inactif pendant un certain temps. Lorsqu'en approximativement 30 minutes, vous pouvez marcher 3,2 km (2 miles), vous êtes prêt à alterner jogging et marche, en joggant 1 minute et en marchant 1 minute, et ainsi de suite.

Échelle de perception de l'effort

La perception de l'effort fait référence à la somme totale de l'effort, du stress physique et de la fatigue que vous éprouvez au cours d'une activité. Pour qu'une activité soit bénéfique pour la santé, l'effort fourni doit être «modéré» ou «assez fort».

En utilisant cette échelle, ne considérez aucun autre facteur, tel un inconfort dans les jambes ou une respiration laborieuse, et tentez plutôt de vous concentrer sur votre sensation globale de fatigue.

Pour qu'une activité procure des bienfaits, l'effort fourni doit être «modéré» ou «assez fort», donc se situer à 3 ou 4 sur l'Échelle de perception de l'effort. La cote «0» indique le taux minimal de fatigue, tel s'asseoir confortablement dans un fauteuil, alors que «10» correspond à un effort maximum, tel monter une pente abrupte en joggant.

Rappelez-vous que lorsque vous commencerez tout juste à faire un peu d'exercice physique, vous sentirez que l'effort fourni est «modéré» ou «assez fort», ce qui est très bien. Plus vous ferez d'exercice, plus ils deviendront faciles.

0	Effort minimal	6	Plus fort
1	Très facile	7	Très fort
2	Facile	8	Difficile
3	Modéré	9	Très difficile
4	Assez fort	10	Extrêmement difficile
5	Fort		

Afin de réduire au minimum l'inconfort musculaire et articulaire, limitez-vous à deux séances par semaine, trois ou quatre jours alternatifs, tels les lundi, mercredi et vendredi, ou les dimanche, mardi, jeudi et samedi. Joggez à un rythme confortable et marchez d'un bon pas, sans dépasser les limites conseillées quant à l'effort perçu et à votre fréquence cardiaque (voir la page 142).

Achetez une bonne paire de souliers de course. Pensez aussi à l'utilisation de l'appareil elliptique pour la course, lequel permet un mouvement similaire au jogging, mais sans impact sur les articulations. Alternez le jogging avec des formes plus douces d'exercice physique.

Bicyclette. Pédaler est une bonne activité d'aérobie que vous n'avez pas à faire à l'extérieur à l'année. Pensez à une bicyclette stationnaire utilisable en toutes saisons. Lorsque la température est clémente, faites du vélo durant le week-end. Choisissez différentes pistes cyclables de votre région ou trouvez-en d'autres à l'écart des grands centres qui permettent aussi d'admirer le paysage tout en faisant de l'exercice.

Natation. Les exercices d'aérobie aquatique sont ceux qui se rapprochent le plus de l'aérobie sans impact. L'eau offre une résistance 12 fois plus forte que l'air, ce qui permet de bien travailler sans risque de blessure articulaire. Si vous désirez pratiquer cette activité en groupe, inscrivez-vous à un cours d'exercices d'aérobie aquatique.

Danse d'aérobie. Cette activité répugne à certaines personnes parce qu'elle se pratique en groupe. Cependant, plusieurs centres de conditionnement physique offrent des cours pour débutants. Ces programmes sont conçus pour les personnes qui doivent commencer à bouger et apprendre les mouvements de base. Si la présence d'autres personnes et l'engagement dans un cours vous motivent, ces programmes pourraient constituer pour vous la façon idéale de faire vos exercices d'aérobie. Vous pouvez aussi acheter ou louer des vidéocassettes de danse d'aérobie.

Appareil à skier (ski machine). Bien que parfois difficile à utiliser pour les débutants, cet appareil fait travailler tout le corps. Les jambes et les bras bougent en opposition rythmique, comme lorsque vous skiez. Au début, on sent quelquefois un certain déséquilibre, mais un peu de pratique permet de faire des mouvements souples.

Appareil d'entraînement elliptique (cross trainer). Faisant travailler tant le bas que le haut du corps, cet appareil d'aérobie offre les bienfaits de la course, des escaliers, de la bicyclette et du ski de randonnée, réunis en un seul appareil. Comme l'appareil à skier, celui-ci favorise des mouvements elliptiques des bras et des jambes, tout en étant doux pour les articulations. C'est un exercice d'aérobie aussi naturel que la marche.

Exercices de raffermissement des muscles

Chaque année, de l'âge de 30 ans à l'âge de 70 ans, vous perdrez environ 1% de votre force musculaire, principalement à cause de l'inaction. Ceci signifie qu'à l'âge de 70 ans, votre force pourrait avoir perdu 40% de ce qu'elle était lorsque vous aviez 30 ans. Ajouter des exercices de raffermissement à votre programme de conditionnement physique permettra de continuer à faire ce que vous aimez.

Nombreuses options

Vous vous demandez où faire vos exercices? Que ce soit pour faire travailler le bas ou le haut du corps, vous avez un choix d'activités tant à l'intérieur qu'à l'extérieur :

Exercices pour le haut du corps
- Intérieur : pompes (push-ups), tennis sur table, passer l'aspirateur.
- Extérieur : tir à l'arc, kayak, pêche à la mouche, canotage, tennis, golf.

Exercices pour le bas du corps
- Intérieur : basket-ball, hockey, patinage, escaliers, tapis roulant, appareil elliptique.
- Extérieur : course, marche, bicyclette, randonnée, soccer, patinage en ligne (roller), ski alpin, raquette.
Exercices combinés
- Intérieur : pantomime, corde à danser, volleyball, exercices de raffermissement ou levée de poids, rame, tai chi, yoga, danse d'aérobie, tennis.
- Extérieur : badminton, ski de randonnée, football, traction à la corde, natation, alpinisme, tennis, balle molle, soccer, jardinage.

Travailler avec des poids ou des appareils d'exercice est un excellent moyen d'augmenter la masse musculaire maigre parce que cela simule les mouvements de tous les jours, tel porter des boîtes ou lever des sacs d'épicerie, et facilite ces tâches. Lorsque les muscles travaillent à l'encontre de la gravité, ils se renforcent. La résistance et la densité des os augmentent. En conséquence, les exercices de raffermissement renforcent le squelette et les muscles qui le soutiennent, ce qui contrecarre la faiblesse causée par le vieillissement et contribue à un bon équilibre.

Une fois encore, commencez lentement. Une séquence de 12 répétitions est aussi efficace que trois séquences de 4 répétitions. Tentez de trouver un professionnel qualifié pour vous enseigner la technique adéquate, car une des principales causes de blessure est une mauvaise technique.

Dans la santé ou la maladie...

Nous avons tous entendu parler des bienfaits de la copinerie. Une étude a même démontré que les gens qui font de l'exercice avec un copain sont deux ou trois fois plus susceptibles de respecter leur programme de conditionnement physique.

Faites travailler tous les principaux groupes musculaires : abdominaux, jambiers, pectoraux, dorsaux, brachiaux, deltoïdes et scapulaires. Assurez-vous d'équilibrer vos exercices, ce qui signifie que vous devez renforcer également les muscles des deux côtés d'une articulation. À titre d'exemple, faites travailler les biceps autant que les triceps, les jarrets (arrière de la cuisse) autant que les quadriceps (devant de la cuisse), et les dorsaux (latissimus dorsi) autant que les pectoraux.

Les exercices de raffermissement ne se font pas obligatoirement avec des poids. Les exercices faisant appel à la résistance du corps contre des objets comprennent les tractions contre un mur, les appuis sur une chaise et les accroupissements.

Exercices d'assouplissement et d'étirement des muscles

Chacun a un niveau de souplesse déterminé par la génétique. Toutefois, quel que soit le vôtre, vous pouvez l'améliorer.

Même s'il est préférable de faire des étirements avant et après une séance d'exercices physiques, vous n'en avez peut-être pas toujours le temps. À ce moment-là, commencez alors par une version allégée de votre activité préférée. Si vous marchez, réchauffez-vous pendant 5 minutes à un rythme plus lent et prenez graduellement de la vitesse, et faites des étirements après votre marche. Il est spécialement important d'étirer vos muscles lorsque les muscles sont réchauffés ou après une séance d'exercices.

En faisant ces exercices d'étirement, gardez la pose pendant 10 à 30 secondes. Ne faites pas de rebonds. Concentrez-vous sur les muscles que vous utilisez le plus. Si vous jouez au golf ou pratiquez un sport de raquette, mettez l'accent sur les muscles des épaules. Si vous courez ou marchez, étirez les mollets, les jarrets et les quadriceps. Peu importe ce que vous faites, gardez les pectoraux flexibles en étirant les muscles du dos et du thorax. Une colonne vertébrale en bonne condition est importante quelle que soit l'activité, alors gardez-la souple.

À la fin de chaque période d'exercice, prenez le temps de faire 5 à 10 minutes d'exercices de récupération. Pour détendre les muscles, faites quelques étirements supplémentaires ou, si vous marchez, diminuez progressivement votre cadence.

Arrêt immédiat

Peu importe votre programme d'exercices, assurez-vous de respecter tout avertissement d'arrêter. Si vous sentez une oppression dans la poitrine ou un essoufflement sévère, cessez vos exercices et tentez d'obtenir des soins immédiats. Les autres symptômes à surveiller sont : douleur thoracique, douleur dans les bras ou la mâchoire, spécialement du côté gauche, palpitations, étourdissement, faiblesse ou nausées.

Fiche des activités physiques

Notez vos progrès sur une fiche pour vous aider à modifier une habitude. L'Association canadienne du cœur et d'autres organismes à but non lucratif offrent leurs propres versions d'une fiche des activités physiques, mais vous pouvez également faire la vôtre. Une telle fiche vous permet de voir les progrès accomplis et déterminer vos futurs objectifs.

Après chaque séance d'exercice, vous enregistrez :

- la date;
- l'activité (jogging, natation, bicyclette, etc.) et la catégorie d'exercices : aérobie, raffermissement, assouplissement ou étirement des muscles;
- la fréquence cardiaque à l'exercice. Immédiatement après un exercice, prenez votre pouls pendant 10 secondes et multipliez-le par 6 pour connaître le nombre de battements du cœur à la minute. La fréquence cardiaque maximum est d'environ 220 moins votre âge. Votre «fréquence cardiaque cible», celle que vous devriez tenter d'atteindre durant vos exercices, est 50 à 70% de votre fréquence cardiaque maximum;
- la durée ou l'étendue de votre activité. Enregistrez tout simplement les kilomètres, minutes, heures ou toute autre mesure significative;
- votre humeur. Comment vous sentez-vous avant et après vos exercices? Est-ce votre première séance de la semaine? Comment vous sentez-vous ce jour-là?

Prendre note de vos progrès semble aussi intégrer davantage vos exercices à votre vie. Avec une fiche quotidienne de l'amélioration de votre condition physique, vous aurez plus de motivation pour continuer. C'est là le véritable but.

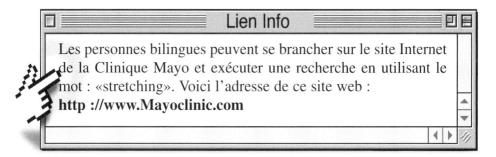

Lien Info

Les personnes bilingues peuvent se brancher sur le site Internet de la Clinique Mayo et exécuter une recherche en utilisant le mot : «stretching». Voici l'adresse de ce site web :
http ://www.Mayoclinic.com

Ma vie a été transformée

J'étais bien connue dans mon entourage comme étant une personne sans énergie. Ma famille et mes amis savaient que j'aurais fait n'importe quoi pour éviter de faire de l'exercice, et que j'étais même fière de mon statut de sédentaire.

Peu après mon quarantième anniversaire, mes vêtements semblaient cependant avoir rétréci. Un jour, en sortant de la douche et m'apercevant dans le miroir, j'ai reconnu que j'avais un problème.

Mon travail de bureau exigeait que je réagisse. Impossible de perdre 10 kilos avec des activités professionnelles qui faisaient de moi une personne sédentaire. Avec l'encouragement de mon mari, j'ai adhéré au centre sportif du Cégep situé près de chez moi.

Nous avons commencé à nous lever à 5 :30 heures. Je revêtais immédiatement une tenue de sport, même en sachant que je prendrais mon café et lirais le journal durant l'heure qui suivait. De cette façon, je n'avais aucune excuse quand venait le moment de me rendre au gymnase.

Mon programme était simple. Je marchais autour d'une piste intérieure chaque jour, du lundi au vendredi, pendant 1 heure. Au début, mon rythme était lent, mais en observant les autres, j'ai appris à accélérer ma cadence. Après avoir lu quelques livres sur la marche, j'ai su que j'obtiendrais de meilleurs résultats si je parvenais à marcher au moins 1,5 km en 15 minutes. C'était difficile, mais j'y suis parvenue en un mois.

Après une perte de 10 kilos en six mois, je savais que je marcherais pour le reste de ma vie. J'ai réalisé que maigrir était agréable, mais que les bénéfices globaux que j'en retirais pour ma santé étaient bien supérieurs. J'avais plus d'énergie et de résistance qu'auparavant, et mes hanches avaient tellement diminué que pour la première fois de ma vie, je pouvais porter des coordonnés de même taille.

En me renseignant davantage sur l'activité physique, j'ai ajouté à mon programme 15 minutes de levée de poids, deux fois par semaine. Lorsqu'il fait beau, de mars à octobre, je marche à l'extérieur, tout en découvrant mon quartier.

J'ai commencé mon programme de conditionnement physique il y a maintenant six ans, et c'est l'une des meilleures décisions que j'ai prises dans ma vie. Je crois qu'il a ajouté des années de bonne santé et de plaisir à ma vie.

Lyne,
Ste-Foy, Québec

Nouvelle attitude

Peu importe l'activité physique que vous choisissez, le plus important est de bouger et de le faire régulièrement. Si vous désirez entreprendre un programme structuré qui vous fera sortir de la maison à 6:30 tous les matins, c'est formidable. Toutefois, si vous préférez des activités entrecoupées au cours de la journée, c'est également bon.

Tentez d'adopter une attitude reconnaissant que l'activité physique est la base de toute perte de poids et le fondement d'une vie équilibrée. Comme un fabricant de chaussures de sport bien connu nous l'a dit : «Faites-le tout simplement». Rien n'est plus vrai dans votre approche de l'activité physique.

Chapitre 9

Modifications du comportement

- **Changer votre comportement exige un engagement.**
- **Vous priver à court terme est inefficace.**
- **Modifier à long terme vos habitudes de vie est efficace.**
- **Tenir un journal.**
- **Identifier les «éléments déclencheurs» vous incitant à manger.**
- **Prévoir toujours soigneusement ce que vous ferez.**
- **Obtenir le soutien dont vous aurez besoin.**

Pour quelles raisons mangez-vous ainsi? Pourquoi mangez-vous trop? Vous surprenez-vous à porter de la nourriture à votre bouche sans avoir faim? C'est un comportement que vous avez appris, mais que vous pouvez aussi désapprendre.

L'unique recette valable pour atteindre un poids santé, manger moins et bouger davantage, semble facile. Mais toute personne obèse ou avec de l'embonpoint vous dira que c'est plus facile à dire qu'à faire. Pourquoi?

Pour plusieurs raisons, entre autres les habitudes, les émotions, les besoins, le comportement acquis et la conscientisation. Pour modifier à long terme vos habitudes de vie, vous devez cibler ces différents éléments, et non pas seulement ce que vous mangez. Vos habitudes alimentaires et votre poids ne sont pas des facteurs isolés dans votre vie. Ils font partie de ce que vous êtes. Vous devez donc reconsidérer tous les aspects de votre mode de vie pour les modifier de façon durable.

Changer vos habitudes de vie implique plus que choisir des aliments différents et vous activer davantage. Vous devez aussi changer votre approche de la nourriture et de l'activité, ce qui signifie modifier votre façon de penser, de réagir et d'agir. Cela vous semble difficile?

C'est difficile et le faire exige de la concentration, des mises au point et des efforts, sans oublier un pacte ferme avec vous-mêne. C'est la raison pour laquelle perdre des kilos et ne pas les reprendre représente un grand défi. Mais soyez confiant. La recherche a démontré qu'il existe bon nombre d'outils efficaces pour vous aider et nous vous expliquons en quoi ils consistent et la façon de les utiliser.

Réflexion

Voici un scénario typique : vous montez sur le pèse-personne un bon matin, et le chiffre que vous voyez vous étonne, ou vous mettez des pantalons que vous n'avez pas portés depuis quelque temps et réalisez que vous ne pouvez plus les fermer. Vous paniquez. «Oh! Dieu du ciel! J'ai engraissé!» La panique suscite souvent des opinions négatives de soi : «Je suis lâche!», «Je manque de volonté.», «Je ne maigrirai jamais!».

Votre panique et vos pensées négatives sont ensuite suivies d'une ou deux réactions. L'une d'elle est le désespoir. Vous allez à la cuisine et, grosse cuillère en main, vous vous attaquez à un demi-litre de crème glacée en pensant : «À quoi bon? Pour moi, être gros, c'est écrit dans le ciel!».

L'autre réaction est une détermination redoutable. Vous vous dites : «Assez c'est assez». Vous allez désormais vivre de carottes crues et d'eau, marcher 15 km (10 miles) par jour jusqu'à ce que vous ayez atteint le poids que vous aviez au collège.

Malheureusement, ces deux réactions sont aussi mauvaises l'une que l'autre. Aucune ne produira de changements utiles menant vers le poids santé. Les deux vous rendront misérable. Alors, que faire?

Si vous désirez vraiment maigrir et atteindre votre poids santé, vous ne pouvez pas réduire inexorablement votre apport alimentaire, augmenter votre activité physique et espérer un heureux dénouement. Vous devez envisager votre perte de poids comme tout objectif à long terme: identifier les obstacles qui jalonnent votre route et trouver comment les contourner, fixer des objectifs et examiner les moyens d'y parvenir, déterminer l'aide dont vous aurez besoin, où la trouver et comment l'obtenir. Autrement dit, vous avez besoin de planifier.

Lorsque les gens entreprennent un programme d'amaigrissement, souvent ils ne voient pas le travail à long terme et les modifications des habitudes de vie qu'il implique. Ce défaut de planification les mène à l'abandon.

À son tour, l'abandon conduit à d'autres attitudes de déception de soi-même qui viennent renforcer votre conviction de ne pouvoir maigrir. Cette réaction vous mène souvent, vous l'aurez deviné, au réfrigérateur et aux armoires de la cuisine pour trouver un réconfort. Il est évident qu'aussitôt après avoir avalé un repas beaucoup trop copieux, vous réalisez immédiatement que c'était la pire chose à faire.

Avant de plonger tête première dans la ronde des régimes, posez-vous ces questions : «Qu'est-ce qui me motive?» «Quel est mon niveau de stress?», «Que dire de ma vie en général? Est-ce qu'elle bat de l'aile ou est-elle plus qu'acceptable?». Tentez d'examiner chacun de ces points de plus près.

Motivation

Pour quelles raisons désirez-vous maigrir? Dressez une liste de tous les bienfaits ou points positifs que vous retireriez d'une perte de poids, tels qu'une plus grande énergie, l'amélioration de votre santé, porter des vêtements plus seyants, avoir une meilleure opinion de vous-même. Écrivez tout ce qui vous vient à l'esprit.

Faites ensuite la liste des obstacles ou points négatifs : tenir un journal de tout de que vous mangez, trouver le temps de faire des exercices physiques, éprouver une faim tenace ou tout ce qui était désagréable dans vos tentatives passées d'amaigrissement. Pensez à tout. Est-ce que votre embonpoint vous donnait un sentiment de sécurité? Vous servait-il d'excuse pour renoncer à des initiatives qui vous faisaient peur, comme trouver un meilleur emploi ou réaliser un rêve? N'oubliez rien, même les choses triviales ou ridicules à première vue.

Comparez maintenant les deux listes et voyez laquelle est la plus longue. Vous pouvez augmenter votre motivation en vous assurant que le positif l'emporte sur le négatif. Conçu à l'origine pour aider les gens à cesser de fumer ou de boire, ce travail vous oblige à vous concentrer sur les bénéfices et trouver des solutions pour vaincre les obstacles. Il est aussi très efficace pour perdre du poids.

Vous ne disposez pas de temps pour l'activité physique? Faites fonctionner vos méninges. Ne pourriez-vous pas vous lever 20 minutes plus tôt et faire une marche de 15 minutes avant le petit-déjeuner? Si vous en faites une autre avant le souper, vous avez vos 30 minutes d'activité par jour. Vous pouvez peut-être aussi profiter de votre heure de lunch pour faire de l'exercice. Ne gémissez pas à l'idée d'alourdir une journée déjà bien remplie. Pensez au bien-être que vous ressentirez. Si votre horaire déborde, voyez ce que vous pouvez supprimer pour parvenir à bouger.

Pour vous, un obstacle, c'est peut-être acheter des sucreries pour vos enfants, parce qu'en réalité, c'est vous qui les mangez. Soyez honnête. Pour qui les achetez-vous vraiment? Vous pouvez peut-être convaincre votre famille de mieux s'alimenter et de remplacer les bonbons par des fruits ou autres aliments de qualité. Vous pouvez aussi acheter des sucreries qui ne sont pas un régal pour vous. Une personne de la famille pourrait se charger de les tenir hors de votre vue. Quoi que vous décidiez, rappelez-vous qu'il y a une solution pour chaque problème.

Un autre moyen de vous motiver davantage est de vous donner de l'assurance. Si vous avez échoué précédemment, vous vous demandez sans doute pourquoi les choses seraient différentes maintenant. Accentuez ce qui a bien fonctionné dans le passé. Vous dites que vous avez déjà perdu 4,5 kg (10 lb)? Comment y êtes-vous parvenu? Qu'est-ce qui vous a aidé? Avez-vous suivi un régime en particulier? Coupé votre ingestion de gras? Marché régulièrement avec un ami?

Intégrez ces éléments positifs à votre tentative actuelle. Il est important de reconnaître ses réussites passées et s'en servir comme base d'un nouveau départ. Après tout, même si vous avez repris des kilos, vous les aviez d'abord perdus. Ne minimisez pas vos mérites et partez de là.

Stress

Si vous avez perdu votre emploi, ou votre mariage bat de l'aile ou encore si un parent malade réclame vos soins, ce n'est peut-être pas le moment idéal pour tout risquer. Chaque personne est soumise à un certain stress, mais nous savons tous que telle la marée, le stress monte et descend, mais que certains moments sont plus difficiles à vivre que d'autres. Si votre vie actuelle est spécialement difficile, il serait sage d'ajourner votre tentative d'amaigrissement (entendons-nous bien, ajourner et non renoncer) jusqu'à que les choses se replacent. Maigrir pour atteindre un poids santé exige de la concentration et de l'énergie. Si vous n'en avez pas maintenant, ne vous en faites pas.

État psychologique

Nous le répétons, si tout va mal, ce n'est probablement pas le temps de penser à maigrir. Mais ne vous leurrez pas, n'attendez pas le calme plat pour le faire, parce que la vie n'est pas un fleuve tranquille. Attendez que les choses tournent un peu plus rondement, et pendant ce temps, planifiez votre perte de poids.

Autre avertissement : lorsque vous aurez commencé votre programme d'amaigrissement, n'invoquez pas les bas et les hauts de votre vie pour l'abandonner. Si un imprévu se présente à la maison ou au travail, et cela se produira, accordez-vous le répit dont vous avez besoin, sans tout laisser tomber. Vous pouvez conserver votre détermination de maigrir, mais vous donner le temps de souffler en travaillant moins fort pour maigrir jusqu'à ce que la crise passe. Quoi que vous fassiez, conservez votre motivation et ne perdez pas de vue le bien que vous vous faites.

Connaissance de soi

Afin de bien planifier votre programme, vous devez comprendre ce qui vous fait fléchir, plus spécialement dans la modification de vos habitudes alimentaires. L'un des meilleurs moyens d'y parvenir est la tenue d'un journal. Il s'agit d'un autre type de journal que le registre alimentaire décrit dans le chapitre 7 (page 107). L'objectif du journal dont il est question est de découvrir non seulement ce que vous mangez, mais à quel moment vous mangez et pour quelle raison, donc de vous connaître en ce qui a trait à vos comportements alimentaires.

Bien sûr, tenir un journal exige un effort. Cependant, des études prouvent que c'est un outil de réussite déjà utilisé par des gens qui ont perdu du poids sans le reprendre. Il est tellement efficace que de nombreuses études ont démontré que simplement tenir un journal incite certaines personnes à manger moins, probablement parce qu'elles visualisent mieux leurs comportements alimentaires.

Le plus important peut-être, c'est qu'un tel journal permet de voir ce qui vous incite à manger et les raisons pour lesquelles vous mangez sans avoir faim.

Journal

Voici en quoi il consiste. Transportez toujours un calepin. Chaque fois que vous portez quelque chose à votre bouche, écrivez ce que vous mangez. Si vous désirez combiner le journal de vos comportements et le registre alimentaire, inscrivez la grosseur des portions que vous prenez en millilitres, en grammes, cuillerées à thé, et ainsi de suite. Vous n'avez pas à peser et mesurer tout ce que vous buvez ou mangez. Contentez-vous de bien évaluer les portions (voir la page G5).

Ce n'est pas tout. Entrez la date (jour et mois), l'heure, l'endroit (en voiture, à votre bureau, etc.), votre état d'esprit (ennui, anxiété, culpabilité, hâte), en compagnie de quelle personne et la vitesse à laquelle vous avez mangé (lentement, modérément ou rapidement). Écrivez aussi, et ceci est très important, ce qui vous a incité à manger. Est-ce qu'un collègue vous a offert quelque chose? Aviez-vous faim? Étiez-vous en colère? Êtes-vous passé devant une pâtisserie? Ensuite, tentez d'évaluer la faim que vous aviez. Soyez honnête. Ce gâteau avait peut-être très bon goût, mais votre estomac était-il vraiment vide ou la tentation était-elle simplement trop forte?

Prévoyez de l'espace pour 9 items :

- Date
- Heure
- Lieu
- Sentiments
- Élément déclencheur
- Personne présente
- Aliments (y compris la grosseur et le nombre des portions)
- Faim
- Raison

Pendant quelques jours, essayez de ne pas changer votre comportement alimentaire uniquement parce que vous prenez des notes. Après, vous devriez voir apparaître certains comportements. Il se peut que chaque fois que vous avez faim ou êtes ennuyé, vous tendiez la main vers la boîte à biscuits. Vous ne pouvez peut-être pas résister à l'odeur d'un aliment, peu importe l'heure de votre dernier repas. Vous craignez peut-être aussi de blesser une personne en refusant ce qu'elle vous offre, et vous le prenez même si vous n'en voulez pas. Quels que soient les comportements qui se dégagent, lorsque vous en aurez pris conscience, vous pourrez travailler à les modifier.

Modifications des habitudes de vie

Parce que nos habitudes et nos modèles de comportement nous procurent une certaine sécurité, tout le monde résiste au changement.

Pensez à la réaction de vos amis ou de vos collègues de travail lorsque quelqu'un suggère un changement. Même lorsqu'il est dans l'intérêt de tous, les gens ronchonnent et sont contre.

Sans aucun doute, certains résistent ouvertement et quittent même leur emploi ou leur groupe plutôt que de s'ajuster.
Changer est difficile, mais n'est pas impossible. Nous sous-estimons souvent notre capacité d'adaptation. En voici un exemple : plusieurs personnes sont passées du lait entier au lait écrémé.

Certaines l'ont fait graduellement, délaissant le lait à 2% de gras pour du lait 1% et finalement écrémé. D'autres sont immédiatement passées au lait écrémé. Quelle que soit la façon dont les gens l'ont fait, ils ont réussi ce qui semblait impossible et ont pris une telle habitude du lait écrémé, qu'ils trouvent maintenant le lait entier trop épais et trop riche.

Pensez aux nombreux changements qui se sont produits au cours de votre vie : mariage, déménagements, nouveaux emplois et autres… et vous vous êtes ajusté. Vous avez réussi à vous adapter. Concentrez-vous sur vos forces et fiez-vous à elles parce qu'elles vous serviront à compter d'aujourd'hui.

Utilisez votre journal pour savoir quels changements apporter. Avant de parler de méthodes précises pour y parvenir, mémorisez bien ce conseil. Répétez-le comme un mantra ou écrivez-le et mettez-le bien en évidence pour le voir durant la journée : «La première règle pour changer est de procéder lentement. Vous tentez d'adopter un nouveau style de vie. Changer n'est pas une course, et ne se produira pas du jour au lendemain.»

N'utilisez pas le pèse-personne pour mesurer votre réussite. Vous ne contrôlez pas le pèse-personne, mais par contre, vous pouvez contrôler ce que vous mangez et votre niveau d'activité. Alors, concentrez-vous sur cela et faites-en votre objectif. Vivez un jour à la fois. Conservez une bonne motivation et concentrez-vous sur le fait de vous sentir mieux et plus dynamique.

Avant de commencer, mettez-vous bien dans la tête que vous flancherez. C'est inévitable, et c'est bien ainsi. Un certain jour, vous margerez davantage ou bougerez moins que prévu. Il est important, de ne pas prendre ce prétexte pour abandonner. Prévoyez ces moments-là. Vous ne pouvez pas marcher un certain jour parce vous manquez de temps ou il fait mauvais? Ne vous affolez pas. Dès le lendemain, allongez votre marche de 5 minutes jusqu'à ce que vous ayez repris le temps perdu.

Vous avez mangé plus de pizza que prévu? Et alors? Réfléchissez aux circonstances qui vous ont incité à le faire et tirez-en une leçon. Réduisez ensuite temporairement votre apport quotidien de calories pour vous rattraper. Oubliez même cette histoire, et réalisez que les gens maigres ne prennent pas la même quantité de nourriture chaque jour, et maintiennent leur poids à long terme.

Prévoyez vos faiblesses et la façon de vous remettre d'une bonne bouffe. Sachez que nul n'est parfait, pas vous plus qu'un autre.

Identification des éléments déclencheurs

Il est temps de s'occuper de ces habitudes à changer. Étudiez le journal de vos comportements pour constater ce qui vous fait trébucher. Recherchez les indices permettant d'identifier les situations qui vous poussent à manger (voir la page 55). Si votre journal indique que c'est surtout la faim qui vous fait manger, vous avez une base sur laquelle bâtir. Cependant, si vous constatez que vous mangez lorsque vous êtes heureux, triste, frustré ou en colère, que vous passez devant une pâtisserie ou un distributeur automatique, ou que l'on vous offre de la nourriture, vous devez apprendre à maîtriser vos stimuli.

Votre cerveau peut avoir associé certains lieux ou situations à la nourriture, et vous mangez chaque fois que vous vous retrouvez dans ces conditions. Si vous découvrez que vous mangez toujours des croustilles (chips) en regardant les informations à la télé en soirée, vous avez sans doute associé informations et croustilles.

Que pouvez-vous faire? Vous devez dissocier ces déclencheurs et la réaction qu'ils provoquent. Selon les déclencheurs, vous pouvez maîtriser vos stimuli de différentes façons.

La méthode Zen. Mangez toujours très consciemment. Faites attention à ce que vous vous mettez dans la bouche, et soyez conscient de chaque bouchée. Pour manger consciemment, vous ne pouvez faire deux choses à la fois. Ne lisez pas. Ne regardez pas la télé. Mangez uniquement. Savourez votre nourriture. Dégustez-la vraiment et sentez sa texture. Manger est censé être un plaisir, et non pas seulement une nécessité.

S'il vous est arrivé de gober plus d'un quart de litre de crème glacée sans même le réaliser, vous savez ce que signifie manger distraitement. Vous n'en retirez aucun plaisir et vous vous reprochez d'être un peu gourmand, pour ne pas dire glouton. Manger consciemment exige un certain entraînement, mais c'est un effort qui en vaut la peine. Non seulement le plaisir de manger est accru, vous vous contentez de moins.

Un horaire. Si votre journal montre que vous mangez plusieurs fois par jour, un horaire vous procurerait un certain contrôle. Il n'est pas nécessaire de prendre trois repas traditionnels. Ayez un horaire correspondant à vos besoins, vous permettant de manger lorsque vous avez faim. Vous pouvez le rendre plus flexible avec des plages horaires plutôt que des heures de repas fixes, tel petit-déjeuner entre 7 :00 heures et 7 heures 30.

Il se peut que trois repas par jour et deux collations vous conviennent. Parfois six petits repas correspondent mieux au style de vie d'une autre personne. Ce qui est important, c'est de faire un horaire et de le respecter. Cependant, ne restez pas plus de 4 ou 5 heures sans manger, car vous pourriez être affamé. Si la faim vous tenaille une vingtaine de minutes avant l'heure fixée, voyez si vous pouvez attendre. Vous pourriez bien ne plus avoir faim lorsque l'heure du repas sonnera. Si vous ne pouvez attendre, prenez au moins une collation santé.

La planification. Prévoyez au moins la vieille votre menu du lendemain. La nourriture que vous pendrez dépend du nombre de calories dont vous avez besoin pour maigrir et de votre diète. Prévoir et avoir sous la main tous les ingrédients requis éloigne la tentation de manger un reste de pizza lorsque vous arrivez affamé à la maison.

De même, préparer et emporter votre lunch et vos collations au travail, ou même votre petit-déjeuner, prévient des choix impulsifs à la cantine ou au distributeur automatique. Cette préparation peut sembler exiger beaucoup de temps, mais lorsque vous en aurez pris l'habitude, vous découvrirez qu'en réalité vous économisez du temps parce que vous n'avez pas à penser à ce que vous mangerez et aller le chercher au cours de la journée.

Il est évident que même avec une bonne planification, des imprévus se présentent. Soyez prêt à affronter ces situations en ayant toujours des aliments sains à portée de la main : maïs soufflé sans gras, crudités ou fruits. Ainsi, si un travail urgent vous oblige à travailler durant votre heure du lunch, ou si vous vous trouvez dans un avion à ce moment-là (oubliez le petit emballage d'arachides), vous avez toujours quelque chose de sain pour calmer la faim.

Un lieu défini. Lorsque vous mangez à la maison, choisissez l'endroit où le faire, de préférence dans la cuisine ou la salle à manger. Dressez la table le plus agréablement possible, même si vous êtes seul. N'oubliez pas de vous concentrer sur votre nourriture et ne rien faire d'autre que manger. En prenant vos repas toujours dans la même pièce, vous commencez à l'associer uniquement à la nourriture. Si vous ne mangez jamais dans votre fauteuil berçant en regardant la télé, vous êtes peu susceptible de sentir une envie de tarte aux cerises lorsque vous vous y assoyez et allumez le téléviseur. C'est simple, mais très difficile. Vous devez briser l'association qui vous porte à manger ou à vous empiffrer.

Des aliments bannis. Ne vous racontez pas d'histoires! Ces arachides recouvertes de chocolat que vous venez de glisser dans votre chariot d'épicerie sont pour les enfants, mais à la maison, pourrez-vous y résister? Faites-vous une faveur et par la même occasion, faites-en une à vos enfants. N'apportez jamais à la maison des aliments qui ne favorisent pas la santé de tous.

Rien ne vous oblige à renoncer totalement à toutes les sucreries. De nombreux aliments peuvent satisfaire une dent sucrée et fournir en même temps des nutriments essentiels. Si vous avez le temps, cherchez des recettes saines et faibles en matières grasses dans vos livres de cuisine. Votre libraire vous en offre probablement plusieurs autres. Dans les établissements d'alimentation santé vous trouverez de délicieuses versions des pâtisseries et confiseries riches en gras, mais pauvres en fibres, offertes sur les tablettes des supermarchés. Cependant, méfiez-vous des pâtisseries et autres produits à faible teneur en gras. Ils contiennent souvent autant de calories et plus de sucre que les produits normaux, riches en matières grasses.

N'oubliez pas qu'en modifiant vos habitudes alimentaires, vos goûts seront appelés à changer. Vous avez éduqué votre palais au goût d'une entrecôte, mais croyez-le ou non, vous pouvez aussi apprendre à ne plus l'aimer. Certains des aliments dont vous rêvez seront peut-être un jour trop sucrés ou trop riches à votre goût, en découvrant qu'une coupe remplie de petits fruits frais de saison, garnis d'un cuillerée de crème sûre sans gras ou d'une pincée de sucre à la cannelle est devenue votre nouvelle conception d'un pur délice.

Une liste d'achats. Une telle liste prévient les achats impulsifs ou le dépôt irréfléchi d'un sac de croustilles (chips) dans votre chariot. Elle réclame toutefois de la planification. Dans le même esprit, ne faites pas vos achats l'estomac vide parce que vous serez porté à prendre tout ce qui semble vaguement appétissant. N'oubliez pas non plus de lire les étiquettes. Ne présumez pas qu'un aliment est sain parce qu'il est faible en gras. Vérifiez la teneur en sucre, en calories et en sodium. Si l'aliment contient plus de substances chimiques que d'éléments nutritifs, désirez-vous vraiment l'avoir dans le corps?

La sagesse. Rangez un aliment alléchant là où vous ne le voyez pas, spécialement si votre journal révèle que simplement voir un aliment vous incite à le manger. Placez-le au fond de l'armoire ou du réfrigérateur, là où il ne vous sautera pas aux yeux en ouvrant la porte.

La modération . Préparez-vous à subir un choc : peu importe ce que vos parents vous ont appris, vous n'avez pas l'obligation de manger tout ce qu'il y a dans votre assiette. Même après y avoir mis ce que vous jugiez être une portion raisonnable pour vous, avant de commencer à manger, vous ne pouvez savoir à quel moment vous serez rassasié. Si une autre personne a préparé et servi le repas, comment peut-elle connaître vos besoins? Mangez lentement, savourez chaque bouchée et arrêtez de manger lorsque vous vous sentez rassasié mais non gavé.

Si vous avez l'habitude de manger tout le contenu de votre assiette, commencez par laisser une petit peu de nourriture à chaque repas, tout simplement pour que votre cerveau enregistre que c'est un geste acceptable. Lorsque vous serez plus en mesure d'identifier le moment où vous avez l'estomac plein, vous pourrez plus facilement laisser les aliments dont vous ne voulez pas. Manger au point d'être gavé est susceptible de ressusciter d'anciens sentiments de culpabilité et des auto-critiques négatives reliées à votre manque de contrôle.

Un guide unique : la faim. Manger est réconfortant; c'est pourquoi tant de gens mangent alors qu'ils recherchent véritablement autre chose. Les aliments sont rois lorsque vous êtes fatigué, seul ou triste, en colère ou frustré. Malheureusement, manger ne peut satisfaire d'autres besoins que la faim, et vous absorbez certainement des calories inutiles en mangeant pour d'autres raisons.

Si vous avez ignoré les signaux de la faim depuis un certain temps et mangez pour d'autres raisons, vous pouvez vous demander ce que la faim signifie pour vous. Ne mangez pas pendant quelques heures et voyez ce que vous éprouvez. Si ce que vous ressentez n'est pas vraiment la faim, ne cherchez pas un réconfort dans la nourriture. Si vous êtes fatigué, reposez-vous ou méditez. Si vous avez soif, buvez de l'eau. Si vous êtes anxieux, respirez en profondeur, prenez un bain chaud ou faites une marche. Cessez de manger pour combler d'autres besoins. Si vous ignorez si vous avez vraiment faim, attendez 15 à 30 minutes de plus et analysez ce que vous éprouvez. Voici une suggestion : si vous cherchez quoi manger, vous n'avez probablement pas faim.

Du soutien. Une chose que votre journal ne mentionnera pas, c'est l'importance d'un soutien pendant que vous modifiez vos habitudes pour atteindre votre poids santé. Soyez prudent en recrutant des appuis. Chacun de nous a ses préoccupations sans vraiment en être conscient. De ce fait, parents et amis ne sont donc pas tous en mesure d'offrir leur soutien. Choisissez une personne ou des gens qui ne veulent que votre bien et sont disposés à vous offrir leur appui.

Le soutien idéal peut être une personne qui décide de maigrir en même temps que vous, votre conjoint, un collègue ou un ami. Certaines personnes réussissent mieux avec l'aide d'un professionnel, tel un nutritionniste ou un entraîneur. D'autres enfin aiment le soutien d'un groupe, tel Weight Watchers ou Outremangeurs Anonymes.

Il y a enfin les gens qui préfèrent s'organiser seuls et ne demandent l'appui de personne. Faites ce que vous croyez préférable pour vous, en vous rappelant que chacun a sa façon de faire et réclame une approche différente.

Un comportement différent. Modifier son comportement exige de bien analyser les facteurs qui conduisent à l'obésité, que ce soit la suralimentation ou l'inactivité, pour ensuite les apprivoiser ou les modifier. Les différentes thérapies de modification comportementale comprennent l'autodiscipline (enregistrement des comportements), la maîtrise des stimuli (limiter les conditions

externes), la reconnaissance (récompenser les bons comportements), la modification appliquée (changer la façon d'agir) et la
modification cognitive (changer la façon de penser).

Comment l'utiliser? Un point important de l'autodiscipline, est
d'inscrire tout ce que vous mangez. Les gens qui tiennent un
journal de leurs comportements réussissent mieux à maigrir et à
maintenir leur nouveau poids. Une thérapie comportementale bien
structurée, appelée LEARN (acronyme anglais pour lifestyle,
exercise, attitudes, relationships et nutrition), peut vous aider. Vous
trouverez plus de renseignements aux pages 159-161 et à l'adresse
Internet www.learneducation.com, si vous êtes bilingue.

Nouvel équilibre

Si en suivant nos conseils vous retombez sans cesse dans vos anciennes habitudes, vous devez découvrir ce qui vous empêche
d'avancer. Nous tentons souvent de conserver les choses telles
quelles. Lorsque vous brisez un équilibre que vous aviez créé, tel le
fait de perdre du poids, cet équilibre a tendance à se rétablir, ce qui
signifie que vous reprenez éventuellement les kilos perdus et les
habitudes à l'origine du surpoids. Il est donc nécessaire d'ébranler
cet équilibre de façon à créer un nouvel équilibre.

Selon une théorie élaborée à l'université Harvard, pour créer ce
nouvel équilibre, vous devez confronter vos présomptions. Il s'agit
d'idées préconçues, de croyances, que vous prenez pour des vérités
alors qu'en fait, ce ne sont que des suppositions. Vos vues ne
reflètent pas la réalité. Par exemple, si vous supposez que la terre
est plate, jamais vous ne vous aventurerez très loin par crainte de
tomber dans le vide.

Imaginons que vous croyez que votre destin est de souffrir
d'embonpoint ou d'obésité parce vous êtes né dans une famille de
gens obèses, ou que parce que vous n'avez jamais été athlétique,
vous ne pouvez pas suivre un programme de conditionnement
physique. Ce sont des présomptions, des croyances et non des vérités. Vous devez identifier vos croyances et les analyser de la façon
suivante :

• Premièrement, identifiez une de vos grandes présomptions ou
   croyances.

- Pensez à la façon dont vos croyances servent vos fins. Que se produit-il ou ne se produit pas lorsque vous acceptez vos croyances comme des vérités? Que se produit-il lorsque vous reconnaissez que ce ne sont que des présomptions?
- Soyez attentif aux faits qui contredisent vos idées préconçues. Si après avoir cru être incapable de maigrir un jour, vous perdez 4,5 kilos (10 lb), de quelle façon votre «certitude» est-elle ébranlée?
- Analysez votre présomption ou votre croyance. Depuis quand existe-t-elle? D'où vient-elle?
- Validez en toute sécurité cette croyance.

Ceci signifie que le changement doit être lent et que vous devez avancer à petits pas. Demeurez à l'écoute de vous-même. Que ressentez-vous et à quoi pensez-vous en découvrant qu'une croyance est fausse? Êtes-vous soulagé? Apeuré? Anxieux? N'ignorez pas vos sentiments. Discutez-en avec un ami ou un conseiller. Décrivez-les dans votre journal. Atteindre votre poids santé peut vous procurer des bénéfices fantastiques, mais aussi causer parfois des problèmes psychologiques.

Il peut s'agir de petits ou de grands problèmes. Si votre surpoids vous sert d'écran de protection contre des manifestations non désirées d'intérêt sexuel, ou autres sources d'inquiétude, le problème est sérieux, et dans un tel cas, consulter un spécialiste des problèmes psychologiques reliés au poids est recommandé.

Éviter la privation

Le chapitre 6 traitait d'une saine alimentation, le chapitre 7 de l'élaboration d'une diète et le chapitre 8 de l'intégration de l'activité physique dans votre vie quotidienne. C'est en essayant différentes choses que vous découvrirez des aliments nouveaux, sains et agréables à manger et des activités physiques que vous aimerez.

Que votre nouveau style de vie vous plaise n'est pas uniquement agréable, mais vital pour réussir. Si vous serrez continuellement les dents et subissez les modifications apportées, elles ne seront guère durables. Si vous considérez être condamné à suivre un régime, vous courez de forts risques de l'abandonner et de revenir à votre point de départ.

Pour atteindre votre poids santé et le maintenir, il est essentiel que les modifications de vos habitudes de vie soient une expérience positive. Lorsqu'elle est négative, il est normal que l'on souhaite la traverser le plus rapidement possible, et se priver n'est pas amusant. C'est la raison pour laquelle il est tellement important que vous analysiez vos besoins et que vous ne tentiez pas de suivre un régime inflexible, du genre «taille unique».

Supposons que vous adorez les glaces au caramel chaud. Parce que vous modifiez vos habitudes alimentaires, vous vous dites que vous ne pouvez plus en manger, mais un jour, vous en avez une fringale. Très consciencieusement, vous mangez vos petites carottes pour oublier, mais sans succès. Vous cherchez alors d'autres substituts, du yogourt sans gras, ensuite de la crème glacée sans gras avec du sirop au chocolat, puis une tablette de chocolat. Vous vous sentez gavé, plein de remords, et pire encore, vous pensez toujours à votre glace au caramel chaud.

Il est possible que la privation ne vous mène pas à ce gavage, mais suscite peut-être du ressentiment. Vous commencez alors à rêver au jour où vous pourrez de nouveau prendre votre dessert préféré. Quand viendra-t-il? Évidemment, lorsque vous ne serez plus au régime. C'est un mauvais scénario.

Qu'adviendrait-il si, au lieu de rejeter complètement certains aliments, vous vous les permettiez à l'occasion, en les comptant dans votre ingestion totale de calories? Si, à ce moment-là, vous prépariez la meilleure des glaces au caramel chaud et la mangiez lentement en la savourant? Il se pourrait qu'en dégustant votre sucrerie préférée, en portant attention à chacune de vos bouchées, vous réalisiez que, finalement, il ne vous en fallait qu'un tout petit peu.

Cela vous semble impossible? Essayez. Dans «*The LEARN Program for Weight Control*», une thérapie comportementale que les médecins utilisent avec leurs patients désireux d'atteindre leur poids santé, les auteurs Kelly Brownell, Ph.D., et Thomas Wadden, PH.D., parlent de Ginny, une femme qui a découvert qu'elle pouvait à la fois manger de la crème glacée et réduire les calories. Ginny adorait la crème glacée et en prenait un bol tous les soirs. On lui avait dit de compter ses bouchées et de noter le degré de plaisir que chaque bouchée lui procurait. Ginny a réalisé qu'elle prenait en moyenne 16 bouchées. Les 4 premières étaient délicieuses, elle portait peu d'attention aux 10 suivantes, et elle redevenait attentive aux dernières bouchées. Forte de cette nouvelle connaissance, Ginny a réalisé qu'elle pouvait se passer des 10 bouchées auxquelles elle portait peu d'attention. C'est remarquable. Simplement en prenant conscience de ce qu'elle faisait, elle a réduit son apport en gras et en calories de plus 50%, et son plaisir était aussi grand.

Approche positive

Concentrez-vous sur ce que vous pouvez manger plutôt que sur ce que vous ne pouvez pas prendre. Songez aux nouveaux goûts qui amélioreront votre santé et qu'il vous reste à découvrir. Si vous n'avez jamais été friand de fruits, tentez d'ajouter des fruits différents à vos menus. Mettez des bleuets dans vos céréales du matin, congelés au besoin s'ils ne sont pas disponibles frais. Laissez-vous tenter par des tranches de mangue ou de pêche sur un toast de blé entier, avec du beurre d'arachide ou du miel. Mélangez quelques tranches de mandarine et des raisins dans une salade.

Feuilletez les livres et magazines de cuisine santé. Vous n'avez pas le temps de cuisiner? Ce n'est pas une excuse. Aujourd'hui, les recettes sont souvent conçues pour une préparation facile et rapide, et dans plusieurs livres on vous indique même les temps de préparation et de cuisson. En essayant de nouveaux aliments et de nouvelles combinaisons, non seulement vous trouverez des goûts que vous aimez et augmenterez votre plaisir de manger, mais vous ajouterez aussi une variété d'aliments nutritifs à votre programme d'amaigrissement. La variété est très importante pour assurer une nutrition équilibrée et éviter l'ennui des saveurs répétitives.

N'oubliez jamais que les goûts se développent. Avec le temps, vos papilles s'ajustent à une nouvelle diète. Vous aimez des aliments auxquels vous n'auriez jamais songé, et découvrez que certains de vos plats autrefois si attirants vous laissent indifférent.

Surveillez l'influence de certains aliments sur votre humeur. Une alimentation de qualité ne devrait pas vous abattre mais vous ragaillardir. Si vous mangez une friandise au milieu de l'après-midi, vérifiez votre niveau d'énergie après un certain temps. Que se passe-t-il après avoir mangé un fruit et du yogourt nature ou des légumes avec une salsa? Sentez-vous une différence? Vous devriez même prendre l'habitude de vous demander : «Est-ce que la nourriture que je porte à ma bouche contribue à ma santé ou ajoute tout simplement des calories?» S'il s'agit d'un simple ajout de calories, pourquoi le manger? À moins qu'il ne s'agisse d'un aliment qui vous tient vraiment à cœur, ne le prenez pas. Si vous l'adorez, n'en prenez qu'une bouchée. Votre corps vous en remerciera.

Facteur temps

Si vous montez sur le pèse-personne chaque matin et que vous vous fiez à l'aiguille pour juger de votre réussite, vous vous dirigez vers un échec parce que, premièrement, et nous ne le dirons jamais assez, changer ne se fait qu'avec le temps. Deuxièmement, si vous vous concentrez uniquement sur les kilos perdus, vous ne profitez pas de toutes les choses merveilleuses que vous procurent vos nouvelles habitudes de vie, tels les bénéfices pour votre santé, l'accroissement de votre activité physique, une plus grande vitalité et une grande valorisation personnelle.

Considérez l'activité physique, en étant actif, vous faites bien plus que brûler des calories. Avec l'habitude, bouger est agréable. Votre corps a été conçu pour le faire, et non pas pour être assis toute la journée. Moins vous bougez, moins vous désirez et pouvez bouger.

Bouger est aussi plaisant parce que vous savez qu'ainsi vous prenez soin de vous. L'activité physique prévient la dépression, diminue le stress et favorise un meilleur sommeil. De plus, des études démontrent que la plupart des gens qui réussissent à atteindre leur poids santé et à le maintenir le font en modifiant leurs habitudes de vie et en augmentant leur activité quotidienne.

Pour commencer et continuer à bouger, vous devez choisir des activités que vous aimez. Marchez, pédalez, dansez, faites de la randonnée dans les bois. Vous détestez l'exercice? Recherchez alors des activités de la vie quotidienne, telles que tondre la pelouse, utiliser les escaliers plutôt que l'ascenseur, bêcher le jardin. Les choix sont multiples. Trouvez un partenaire. Écoutez de la musique. Cherchez des motivations.

Si vous étiez sédentaire, visez de petits objectifs. Voici des conseils pour conserver votre motivation :

- Suivez vos progrès, tenez un journal et notez soit la durée, soit la distance parcourue.
- Concluez et mettez par écrit un pacte avec vous-même. Exposez-le de façon à l'avoir à la vue.
- Trouvez un entraîneur. Si vos moyens ne vous permettent pas un entraîneur personnel, demandez à un ami de vous encourager en vous accompagnant ou en surveillant vos progrès.
- Récompensez-vous en vous offrant une chose à laquelle vous tenez chaque fois que vous atteignez un objectif.
- Afin d'en faire une habitude, déterminez une heure pour votre activité physique.
- Méditez pendant que vous bougez. Vous retirerez de plus grands bénéfices pour la même période de temps, exercerez votre attention et ajouterez une nouvelle dimension à votre activité. C'est un sujet qui est traité dans de nombreux livres.
- Élaborez des affirmations positives sur vous-même. Répétez-les chaque jour ou affichez-les de façon à les voir régulièrement. «Je deviens plus fort et meilleur chaque jour», «Je me sens mieux chaque jour». Trouvez des affirmations qui vous rejoignent. Répétez-les jusqu'à ce qu'elles deviennent significatives.
- Réservez-vous des moments de répit. Même les grands champions traversent des moments où l'entraînement ne donne rien. Il arrive parfois que la fatigue soit tout simplement trop grande. Vous n'êtes pas aux travaux forcés. Il est acceptable de s'accorder un jour de congé de temps en temps, en autant que la fatigue ne vous sert pas d'excuse pour abandonner. Vous pouvez aussi vous donner 5 à 10 minutes pour entrer à plein dans votre routine. Si après ce temps, vous vous sentez toujours vidé, prenez congé et tentez de recommencer le lendemain. Plus vous vous impliquerez dans les décisions concernant vos habitudes alimentaires et votre activité physique, plus elles deviendront un choix personnel, et moins vous serez susceptible d'abandonner votre programme minceur.

Aucun défi n'est trop grand

Pendant cinquante ans, j'ai lutté contre l'obésité. J'ai presque tout essayé, les Weight Watchers, Nutri-Système, Outremangeurs Anonymes, et j'en passe. J'ai pris tellement de médicaments que je ne peux tous les nommer. J'ai suivi le régime Atkins, les régimes liquides et ceux ne comportant qu'un seul aliment. La seule constante que j'y ai trouvée était dans les résultats, une fantastique perte de poids initiale, suivie d'une reprise de poids aberrante. Je reprenais tous les kilos perdus, plus 2 à 10 en prime. Mon poids moyen a été de 140 kg (300 lb) durant la plus grande partie de ma vie d'adulte.

En 1997, les médecins de la Clinique Mayo m'ont averti que ma vie était menacée par mon obésité sévère et que je devais sérieusement modifier mes habitudes de vie. Je leur ai dit que j'avais 55 ans, et ne pouvais imaginer pour quelles raisons je réussirais mieux aujourd'hui qu'autrefois. Je pensais qu'il était préférable de tout simplement me maintenir à 140 kilos (300 lb). Cependant, je dois reconnaître que ma santé s'altérait. Je faisais de l'hypertension, mon taux de cholestérol était élevé et j'étais atteinte d'arthrose sévère qui nécessitait un remplacement du genou.

Les médecins et nutritionnistes de la Clinique Mayo ont travaillé avec moi à l'élaboration d'une diète faible en matières grasses et en calories, répondant à mes besoins et mes goûts, et que je pouvais utiliser comme guide pour modifier à long terme mes habitudes alimentaires. Ils m'ont rencontrée régulièrement, m'offrant soutien et conseils.

J'ai révolutionné ma façon de cuisiner et de manger. J'utilise des produits laitiers sans gras. Je mange beaucoup de fruits et de légumes, et j'obtiens des protéines animales du poisson, des fruits de mer et du poulet (cuit sans peau), aliments faibles en calories et en matières grasses. Je tiens un registre alimentaire et le remets à mon nutritionniste pour examen. Je ne mange jamais dans des buffets. Au restaurant, dès que je suis servie, je retourne les surplus à la cuisine pour ne pas être tentée.

Au cours des trois premiers mois, j'ai perdu 16 kilos. À ce moment-là, j'ai ajouté des exercices physiques à mon programme, de simples cours d'exercices aquatiques pour arthritiques pour débuter. En m'ajustant graduellement à une diète de 5 850 kJ (1 400 cal), j'ai perdu 83 kg sur une période de deux ans, et je conserve une diète de maintien depuis maintenant dix-huit mois. Je pèse 68 kilos et j'en suis ravie. Mon IMC est passé de 58 à 25. Moi qui portais des robes de taille 32, je porte aujourd'hui fièrement la taille 10.

Christine,
québécoise vivant à Scottsdale, Arizona.

Engagement total

Vous vous souvenez de cette danse enfantine dans laquelle vous placiez différentes parties du corps dans un cercle pour finalement y entrer tout entier? Se donner complètement est nécessaire pour atteindre et maintenir un poids santé. Certains jours vous aurez l'impression de vouloir tout arrêter. Sachez-le dès le début. Ces jours-là, préparez-vous à vous redonner entièrement et reprenez-vous. C'est ce qu'un changement implique, principalement se reprendre. Mais tout comme cette danse enfantine, il peut être amusant et gratifiant.

Voyez les changements comme une danse. Vous apprenez de nouveaux pas en élaborant la chorégraphie de votre nouvelle vie, une vie qui améliorera votre santé et votre confiance en vous-même. Parfois, vous ferez des faux pas, sentirez une telle frustration que vous croirez ne jamais tenir le coup. Puis, vous découvrirez un jour que vous glissez avec grâce, et réaliserez que votre réussite valait tous ces efforts et le temps que vous y aurez consacré. Vous ferez encore des faux pas, mais à ce moment-là, vous saurez vous relever et continuer.

Changer est difficile, mais absolument possible. N'oubliez pas de vous donner à plein. Lorsque vous vous sentez un peu trop secoué, arrêtez et analysez vos sentiments, parlez aux personnes qui vous soutiennent, écrivez dans votre journal, faites ce qu'il faut pour reprendre votre équilibre et rentrer dans la danse. Ensuite, respirez en profondeur, donnez-vous une bonne tape sur l'épaule et continuez. Vous pouvez le faire.

tout jamal
marcher chaque jour

Moments d'abattement

- **Prévoyez relever un défi.**
- **N'oubliez pas que tout problème a une solution.**
- **Relevez-vous après une défaillance.**
- **N'abandonnez jamais.**

Vous avez apporté les modifications requises pour atteindre votre poids santé. Tout va sur des roulettes et vous êtes fier de vous, lorsque sans crier gare, un obstacle se dresse sur votre chemin. Vous avez peut-être atteint un plateau et ne voyez aucun résultat depuis plusieurs semaines, ou un aléa de votre vie personnelle ou professionnelle vous cause des tourments, et vous revenez à vos anciennes habitudes. Vous avez pigé dans le sac de croustilles (chips), vous avez des remords, vous vous détestez et vous sentez incapable d'arrêter. Vous paniquez, craignant de réduire à néant les efforts et le travail accompli.

Calmez-vous. Prenez le temps de respirer. Profitez de l'occasion pour redresser et renforcer vos habiletés à résoudre les problèmes. Vous saviez qu'il y aurait des écueils. Ils sont normaux et inévitables. C'est votre façon de les contourner qui sera déterminante. Vous devez vous faire confiance et vous rappeler que vous êtes apte à résoudre vos problèmes.

Voyons de quelle façon.

Apprentissage de bonnes habitudes

Les habitudes sont tenaces. Depuis de longs mois, vous avez fait de nombreux efforts pour éliminer celles qui contribuent à votre surpoids. Vous avez tenu un journal, cessé de manger automatiquement devant la télé et marché consciencieusement chaque soir. En d'autres mots, vous avez travaillé à créer de nouvelles habitudes pour remplacer les mauvaises. Si, au lieu de marcher, vous vous retrouvez, un certain soir, confortablement installé dans votre fauteuil à regarder la télé, en dévorant pointe de pizza après pointe de pizza, vous devez vous demander : «Que s'est-il produit?»

Le Robert fournit différentes définitions de l'habitude : «*usage répété, action répétée qui apporte l'habileté ou la connaissance*», «*le fait d'être constamment en contact, en relation, d'éprouver constamment, par lequel se crée la familiarité*», et «*manière de se comporter, d'agir, fréquemment répétée*». Il donne, entre autres, les exemples suivants d'utilisation du mot : «*Être esclave de ses habitudes*» et «*Quand vous avez l'habitude de vous coucher sur la droite, ce n'est pas à mon âge que vous changez*» (Jules Romains). Ceci signifie que vos habitudes font partie de ce que vous êtes, et que vous les avez acquises au cours de votre vie. Ce sont des gestes automatiques; la plupart du temps, vous les posez sans même y penser. Il n'est donc pas étonnant que les habitudes soient tenaces. Que peuvent quelques mois de nouvelles tendances contre les habitudes de toute une vie?

Ne désespérez pas. Les habitudes ont la vie dure, mais ne sont pas invincibles. Pensez à une habitude précise que vous désirez changer et essayez de vous rappeler comment elle a commencé. Voici un exemple : en revenant de l'école, Marie, enseignante, ouvrait la porte du congélateur, en sortait le contenant de crème glacée et en mangeait jusqu'à satiété. C'était sa façon de se calmer, de diminuer le stress d'une journée parfois pénible et de faire la transition entre l'école et la maison. Est-il surprenant qu'aujourd'hui, à 50 ans, elle vide le contenant de crème glacée?

En agissant ainsi, Marie a développé une habitude automatique basée sur la croyance suivante : la satisfaction d'un besoin de manger de la crème glacée lui aide à se détendre et à se concentrer sur ses tâches. Pour elle, cette croyance est vraie. Vous souvenez-vous des grandes présomptions dont il est question au chapitre 9? Ce sont des idées préconçues que vous tenez pour véridiques alors qu'en réalité, il ne s'agit que de croyances. En analysant vos habitudes, vous découvrirez que chacune d'elles repose sur une croyance souvent inconsciente.

Lorsque vos croyances et vos habitudes servent de base à un comportement sain et utile, elles vous aident. Cependant, il est temps de vous débarrasser de celles qui vous nuisent et vous empêchent d'atteindre vos objectifs.

Comme vous l'avez appris, savoir ce que vous devriez faire ne suffit pas pour chasser vos vieilles habitudes. Les habitudes ont trop d'emprise pour de timides «je devrais». Nous connaissons tous des gens, experts dans leur domaine, tels certains professionnels de la santé, qui fument, et conseillent aux autres d'écraser leur dernière cigarette sans le faire eux-mêmes. Si d'un côté, vous savez que vous devriez bouger et être actif physiquement 30 minutes chaque jour, mais que d'autre part vous vous dites ne pas avoir assez de temps ou manquer d'énergie, ou encore, que de toute façon vous ne voyez pas la grande différence que cela ferait, vous créez un conflit interne qui vous empêche probablement d'être physi-quement actif, du moins avec constance. Les croyances à l'origine de votre habitude d'inactivité ne sont pas de simples remparts. Ce sont des forteresses.

Même lorsque vous croyez que la cause de votre indifférence à sortir et marcher est physique (vous êtes trop fatigué), sociale (des amis souhaitent vous voir) ou environnementale (il fait trop froid), il y a fort à parier qu'une croyance sous-jacente est à l'origine de ce comportement. Alors, où vous adresser lorsque vous voulez changer votre comportement? Analysez vos idées préconçues. Voici la façon d'y parvenir.

Il ne faut pas oublier que lorsque vous tentez de modifier une habitude, c'est en réponse à un besoin. Pour Marie, le rituel de la crème glacée après les cours réduisait son stress après une journée en classe. Pour changer une habitude, vous devez identifier le besoin qu'elle comble et trouver un autre moyen de le combler.

Vous ne pouvez pas simplement remplacer une habitude par une autre. Vous devez changer la croyance à l'origine de cette habitude et combler le besoin qu'elle comblait. C'est la raison pour laquelle, même si vous avez mis de nouvelles habitudes en pratique depuis un certain temps, vous pouvez revenir à vos agissements passés en période de stress. Les anciennes habitudes sont automatiques. Ce sont des comportements appris, et d'une certaine façon, ils sont confortables et réconfortants.

Cependant, vous pouvez les désapprendre et adopter de nouveaux comportements tout aussi réconfortants.

Force des croyances

Supposons que le destin vous condamne à être gros. Vous croyez également qu'être mince vous rendrait heureux. Si vous additionnez ces deux croyances, qu'obtenez-vous? La croyance que vous être prédestiné à être malheureux.

Toutefois, l'espoir ne mourant jamais, vous suivez régime après régime. Vous perdez du poids, atteignez un plateau ou des difficultés ramènent vos anciennes habitudes. Vous reprenez les kilos perdus et bien sûr, vous vous sentez misérable. Vous n'avez pas seulement renforcé la croyance que vous êtes prédestiné à être gros et malheureux, vous avez créé l'habitude d'échouer dans vos tentatives d'atteindre et de maintenir un poids santé.

Que se produirait-il si vous changiez ces croyances sous-jacentes? Il est vrai que c'est plus facile à dire qu'à faire. Mais pourquoi n'essaieriez-vous pas? Voici ce que vous auriez à changer :

- «Je suis destiné à être gros» devient «Je peux développer de nouvelles habitudes d'alimentation et d'activité physique qui m'aideront à atteindre et conserver un poids santé».
- «Être mince me rendrait heureux» devient «Je dois trouver ce qui me rend malheureux aujourd'hui, et procéder aux changements nécessaires pour retirer plus de satisfaction de la vie. Je dois apprendre, peu importe mon poids, à m'aimer et m'accepter, et trouver une satisfaction ailleurs que dans la nourriture». Pour y arriver, vous aurez peut-être besoin d'une aide professionnelle, ou d'un groupe de soutien. Il se pourrait aussi que vous n'ayez besoin que de tenir un journal où vous écrivez ce que vous pensez afin d'identifier vos croyances dès qu'elles se manifestent. Vous êtes le seul à le savoir.

Pour ce qui est de l'habitude d'entreprendre et d'abandonner des régimes, ce livre traite amplement de ce sujet et fournit de nombreux conseils sur la façon de modifier ce comportement avec des approches plus saines. Cependant, il se pourrait qu'en soi, ce comportement soit devenu une seconde nature chez vous. Malgré tous les efforts que vous faites pour acquérir des habitudes de vie plus saines, si vous entretenez l'idée que vous échouerez parce que vous l'avez toujours fait, confrontez et déracinez cette idée dévastatrice. Vous surveiller sans cesse et vous dire que ce n'est plus vrai vous aidera à vous en débarrasser. Un nouveau jour se lève pour vous, l'aube de votre nouveau «moi».

Vous souvenez-vous de la fée Clochette? Elle avait déclaré à Peter Pan que chaque fois qu'une personne disait ne pas croire à l'existence des fées, une fée mourait. Clochette a été sauvée par la foi. Il ne s'agit que d'un conte de fée, mais les contes de fée illustrent des croyances universelles. Une croyance est puissante. Analysez vos croyances et changez celles qui sont des entraves pour vous. Soyez affirmatif, parlez-vous, suivez une thérapie, recourez à vos parents et amis pour vous aider à revivre. Vous en valez la peine.

Surtout, faites-vous confiance.

Réalisme

Il arrive parfois que la ténacité des habitudes relève d'un problème fondamental lié au but visé. Revoyez vos objectifs en vivant ce processus de changement. Tentez-vous d'atteindre votre poids santé pour des raisons valables? Le faites-vous pour vous-même ou à cause d'une pression extérieure?

Les chercheurs laissent entendre que vous parvenez à modifier votre comportement et changer réellement les choses lorsque le changement a pour base une motivation interne, c'est-à-dire si vous le faites pour vous. Cette théorie s'est avérée vraie pour 128 personnes que des chercheurs ont suivies durant les 6 mois de leur programme d'amaigrissement avec une diète très faible en calories, et deux ans par la suite. Les gens dont la cote de motivation interne était élevée étaient plus susceptibles de terminer le programme, perdre du poids et maintenir cette perte que ceux qui avaient adhéré au programme pour plaire à quelqu'un ou pour une autre raison. Conclure un pacte avec vous-même est aussi important que la motivation. Ce pacte est sérieux. Parlez-en, avertissez les gens que vous aimez, mettez-le par écrit. Faites en sorte que ce soit vrai pour vous. Les gens qui atteignent et maintiennent leur poids santé ont commencé par s'engager.

Après ce pacte, demandez-vous si vous avez établi un objectif de perte de poids réaliste, et si vous jugez que c'est un bon objectif. Vous avez peut-être pensé que perdre 0,25 kilo (1/2 lb) par semaine vous conviendrait, mais jugez aujourd'hui que ce rythme est affreusement lent. Vous voulez des résultats, mais des résultats immédiats. Rien ne vous empêche de revoir votre programme, diminuer votre apport alimentaire et augmenter votre niveau d'activité jusqu'à ce que vous perdiez 0,5 à 1 kilo par semaine, ce qui demeure une perte acceptable. Cependant, demandez-vous si la décision de manger moins et bouger davantage vous motive réellement ou ne fait que compliquer l'atteinte de vos objectifs.

Rappelez-vous également que même en maigrissant plus rapidement, viendra toujours le moment où pendant des semaines votre poids sera stable, et d'autres semaines où le poids augmentera légèrement à cause de fluctuations naturelles. Il serait alors peut-être préférable de vous orienter autrement.

Ne perdez pas de vue l'enjeu, et rappelez-vous que les modifications que vous faites doivent être durables. Ce n'est pas un régime que vous abandonnerez une fois votre objectif atteint. Vous pourrez probablement ajouter quelques calories de plus à votre diète lorsque vous aurez assez maigri, mais vos habitudes alimentaires de base demeureront celles que vous avez établies durant votre période d'amaigrissement.

Avez-vous oublié que vous vous étiez promis de vous concentrer sur votre santé plutôt que sur votre apparence ou le chiffre indiqué sur le pèse-personne? Le temps semble propice pour vous parler. Dressez une liste de tout ce que vous ressentez après la perte de poids réussie jusqu'à maintenant. Le moment est également bien choisi pour considérer toutes les réussites touchant vos habitudes alimentaires et votre activité physique. Félicitez-vous pour toutes les fois où vous avez choisi des légumes plutôt que des aliments vides, et pour chaque heure passée à jardiner plutôt qu'à regarder la télé. Tout s'additionne. Récompensez-vous, mais autrement qu'en mangeant.

Si vos objectifs globaux sont trop rigoureux, il faudrait peut-être les réviser. Prenons un exemple. Lorsque Nicole a décidé de maigrir, elle souhaitait descendre à 54 kilos (120 lb), moins que son poids lorsqu'elle était étudiante. Mesurant 1,65 m (5'5«), ce poids lui semblait le summum de la grâce et de la sveltesse, quasiment une minceur de top modèle. Elle y est parvenue, mais a repris en 6 mois les kilos perdus, plus quelques-uns. Elle a alors réalisé que son objectif initial était irréaliste. Lorsqu'elle a de nouveau décidé de maigrir, elle a choisi un poids réaliste pour sa taille et son âge, considérant plutôt sa santé. C'est alors qu'elle a réussi.

Si vous avez des problèmes, revoyez vos objectifs. Assurez-vous que ce sont bien les vôtres, et non pas ceux de quelqu'un d'autre, et surtout qu'ils sont réalistes.

Résolution des problèmes

Au chapitre 9, vous avez été averti que votre route vers un poids santé serait parsemée d'embûches et qu'il serait sage de les prévoir. Lorsque vous découvrez que votre progression est arrêtée par un problème qui semble insoluble, il est temps de recourir à vos bonnes vieilles capacités de résoudre les problèmes.

La première chose à faire est d'identifier clairement le problème. Vous respectez peut-être votre diète en mangeant des aliments nutritifs, faibles en matières grasses, jusqu'à ce que vous alliez au restaurant. Là, votre prudence s'envole. Telle une personne qui a été abandonnée sur une île déserte, sans nourriture pendant des semaines, vous vous jetez sur le pain et le beurre que le serveur dépose sur la table, commandez plus de nourriture qu'il ne vous en faut ou dont vous avez besoin, mangez tout jusqu'à la dernière miette et couronnez le tout d'un riche dessert.

Vous connaissez le problème. Vous pouvez en avoir d'autres, mais n'en solutionnez qu'un seul à la fois. Le pas suivant est de dresser une liste des solutions possibles. Utilisez votre imagination. Soyez créatif. Lorsque la liste est complète, évaluez les solutions que vous avez trouvées. Choisissez-en une, et essayez-la.

Vous avez peut-être perdu le contrôle au restaurant parce que vous vous sentiez affamé, ou vous ne pouviez pas vous contenter d'une salade pendant que les autres faisaient la noce. La solution consiste à commander ce que vous aimez, mais de n'en manger qu'une partie. Demandez au serveur de vous apporter une boîte, et dès que vous êtes satisfait, sans être repu, mettez le reste de côté pour un autre repas.

Vous pouvez aussi demander que le chef modifie quelque peu votre repas pour qu'il soit plus maigre et moins calorique. Commandez une salade César, mais avec la sauce à part et n'en versez qu'un peu pour la saveur. Dans un restaurant chinois, demandez que l'on utilise le moins d'huile possible pour préparer votre sauté. N'éprouvez aucune gêne. C'est vous qui payez le repas et vous devriez l'obtenir tel que vous le souhaitez. Profitez-vous vraiment d'un bon repas si, à chaque bouchée, vous avez l'impression d'abandonner votre programme alimentaire?

Quand vient le temps du dessert, partagez-en un, ou n'en prenez que quelques bouchées, en savourant bien chacune d'elles. Même si vous n'allez pas souvent au restaurant, ce n'est pas votre dernier repas. Vous mangerez de nouveau.

Quelle que soit la solution choisie, soupesez-la. Si elle réussit, vous savez désormais ce que vous devez faire lorsque vous allez au restaurant ou dans tout autre cas. Si la réussite n'est pas fantastique, essayez autre chose. Vous avez déjà une liste de solutions possibles. Prenez la suivante et recommencez le processus jusqu'à ce que vous ayez trouvé la bonne solution.

Voici des suggestions pour les problèmes auxquels les gens sont le plus souvent confrontés lorsqu'ils travaillent à atteindre leur poids santé. Essayez-les et voyez ce que d'autres ont trouvé. Soyez créatif. Vous pouvez même jouer à vous creuser les méninges avec votre conseiller ou votre groupe de soutien.

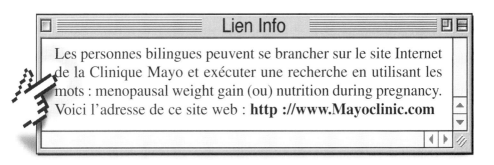

Lien Info

Les personnes bilingues peuvent se brancher sur le site Internet de la Clinique Mayo et exécuter une recherche en utilisant les mots : menopausal weight gain (ou) nutrition during pregnancy. Voici l'adresse de ce site web : **http ://www.Mayoclinic.com**

Problèmes	Solutions possibles
Manque de temps pour l'activité physique	• Levez-vous plus tôt et faites de l'exercice avant d'aller au travail. • Faites de l'exercice durant votre heure de lunch. • Faites 2 ou 3 périodes de 10 minutes d'exercice durant la journée. • Pensez activités plutôt qu'exercices. • Tondez la pelouse, utilisez les escaliers, stationnez loin du lieu de destination et marchez davantage.
Manque de temps pour cuisiner	• Essayez les recettes saines et faciles offertes dans ce livre, et trouvez-en d'autres. • Profitez des buffets de salades et des repas rapides sains, tels les sandwiches végétariens, la pizza sans fromage et les sandwiches comportant peu de viande et beaucoup de légumes.
Collations en soirée	• Ne sautez aucun repas. Assurez-vous de manger suffisamment durant la journée. • N'admettez aucun aliment collation dans la maison. • Faites une activité qui vous tient occupé ou sortez de la maison.
Goûter en cuisinant	• Mâchez de la gomme ou sucez une menthe. • Ayez sous la main des crudités coupées et grignotez-les. • Demandez à quelqu'un d'autre de goûter vos plats.

Si vous n'identifiez aucun problème précis empêchant vos progrès, vous avez peut-être perdu votre motivation. Dans ce cas, recommencez à évaluer les éléments positifs et négatifs de votre entreprise, tel que décrit au chapitre 9. Dressez une liste des bienfaits offerts par le maintien des modifications de vos habitudes de vie, et une autre liste des aspects qui vous déplaisent dans vos nouveaux comportements. Voici un exemple : vous appréciez les bienfaits que vous retirez du yoga, mais détestez le temps qu'il exige. Si les éléments positifs ont plus de poids que les éléments négatifs, vous devez alors axer votre esprit sur les éléments positifs et tenter de trouver une solution aux éléments négatifs, comme vous l'aviez fait au début. Comme il est normal que la motivation varie, il est également normal d'y revenir de temps en temps. Tout cela est parfait. Soyez préparé à y faire face, et ne vous découragez pas.

Volonté vs maîtrise de soi

Afin d'atteindre un objectif, vous devez être souple. C'est la raison pour laquelle il est important d'éviter le perfectionniste ou une attitude de «tout ou rien». Certaines personnes pensent pouvoir atteindre leur poids santé simplement par la volonté. Vous vous connaissez peut-être suffisamment pour savoir si vous pouvez user de volonté pendant très longtemps. Après tout, c'est ainsi que vous avez maigri dans le passé. Mais que se produit-il lorsque la volonté flanche? Vous ne faites pas seulement sauter momentanément votre programme d'amaigrissement, vous êtes susceptible de tout remettre en question et d'abandonner. Après tout, c'est ainsi que vous avez repris du poids dans le passé.

Pensez à ceci. Supposons qu'avant d'entreprendre un nouveau programme d'alimentation et d'activité, votre registre alimentaire semble indiquer que vous avez la dent sucrée, et qu'elle est très vorace. Vous pouvez approcher ce problème de deux façons. La première consiste à chercher une façon d'incorporer quelques sucreries dans votre programme sans le détruire. La deuxième est d'interdire toute sucrerie. Si vous choisissez la deuxième méthode, vous devrez faire de très gros efforts de volonté. Soyez réaliste. Si vous aimez les sucreries, vous vous sentirez continuellement privé. Comme nous l'avons vu au chapitre 9, la privation est susceptible de conduire à la gloutonnerie.

Vous décidez alors de manger quelques sucreries, mais avec modération. Cependant, vous savez que vous n'avez jamais assez de gâteau au fromage. Voici un conseil : permettez-vous certaines sucreries, mais au lieu d'utiliser votre volonté pour éviter le gâteau au fromage, recourez à la maîtrise de soi.

Quelle est la différence? Se maîtriser c'est se dire : «Parce que j'ai un problème avec le gâteau au fromage, je n'en garderai pas à la maison.» Par contre, la volonté c'est croire que : «Je vais acheter mon gâteau au fromage préféré, mais je n'en mangerai pas. Je vais me prouver que j'ai beaucoup de volonté.» Soyez réaliste! La première approche est une planification intelligente, la seconde de la torture. Puisque les modifications que vous apportez à vos habitudes de vie sont censées être saines et agréables, pourquoi choisiriez-vous de vous torturer?

Personne ne gagne lorsque la volonté flanche, et il est inévitable que cela se produise. Alors suivez ce conseil : éloignez les tentations le plus possible.

Courage! À mesure que vos papilles s'adapteront à votre nouvelle alimentation, vous avez de fortes chances de perdre de l'intérêt pour les pâtisseries ou toute autre gâterie et de les trouver moins bons qu'auparavant. Faites une croix sur ces aliments et trouvez dans des livres de recettes des versions moins grasses et moins sucrées de vos mets préférés. Au besoin, gardez les sucreries hors de votre vue, au fond de l'armoire ou du réfrigérateur, ou gardez-en une petite portion et donnez le reste pour éviter les tentations. Vous serez surpris de constater que le fait de savoir que vous pouvez en prendre un peu de temps en temps, vous fait dire non plus facilement.

Il existe des moyens de briser la chaîne comportementale qui vous amène à trop manger. Regardons cela de plus près.

Chaîne comportementale

L'analyse des maillons de la chaîne comportementale menant à la surconsommation suggère des moyens d'y mettre fin et de mieux comprendre les raisons pour lesquelles une personne mange sans le vouloir. Voyons l'exemple de Caroline qui a mangé 10 biscuits, a éprouvé de la culpabilité, et en a mangé davantage. Voici sa chaîne comportementale :

- Achète des biscuits (début du problème).
- Laisse les biscuits sur le comptoir (où ils sont très visibles et alléchants).
- Passe le samedi après-midi à la maison (période critique et lieu de surconsommation pour elle).
- Éprouve de la fatigue et de l'ennui.
- Éprouve l'envie de manger.
- Se rend à la cuisine.
- Apporte les biscuits au salon.
- Mange des biscuits en regardant la télé.
- Mange rapidement jusqu'à satiété.
- Se sent coupable et se traite de ratée.
- Abandonne toute mesure.
- Mange davantage.

Vous pouvez probablement identifier une telle chaîne dans votre cas. Elle offre de nombreuses possibilités de la briser. Pensez à la séquence des événements qui vous ont mené à la surconsommation, et ensuite aux techniques pour briser les maillons.

Dès le début, rien ne se serait produit si Caroline n'avait pas acheté les biscuits, avait utilisé une liste d'achats, s'était rendue au marché d'alimentation après avoir mangé, avait fait ses achats avec un compagnon ou compagne connaissant ses faiblesses, ou avait acheté des biscuits nécessitant une cuisson. À la maison, elle aurait pu ranger les biscuits hors de la vue ou les congeler. Sachant que le samedi après-midi présente un fort risque de manger sans contrôle, elle aurait dû prévoir une activité qui l'aurait occupée ou fait sortir de la maison.

À chacun des maillons, elle aurait pu faire quelque chose pour briser la chaîne. Vous pouvez faire de même avec la vôtre. Il est recommandé de chercher le maillon le plus faible et d'interrompre la chaîne le plus tôt possible. Par exemple, si la crème glacée vous porte à trop manger, il est peut-être préférable de ne pas en acheter ou d'acheter une saveur que vous aimez moins plutôt que de vous efforcer de ne pas en prendre lorsque vous en avez sous la main. Il est plus facile d'exercer un contrôle de soi que de s'en remettre à sa volonté. Évitez donc les tentations dès le départ.

Réseau de soutien

Dans le chapitre 9, il a été question de l'importance d'être soutenu dans vos efforts pour atteindre votre poids santé. Si vous avez repoussé ce conseil et que vous affrontez maintenant des périodes difficiles, vous souhaitez peut-être maintenant reconsidérer votre décision et trouver un entraîneur, tel un nutritionniste ou un thérapeute, ou vous joindre à un groupe d'entraide. Se retrouver avec d'autres personnes, vivant les mêmes difficultés, offre parfois des bienfaits incalculables, surtout si n'avez pas trouvé de soutien ailleurs.

Tous, nous aimons croire que nous sommes forts et aptes à nous en sortir seuls. Mais vous traversez une grande période de changements difficiles à réaliser. Sentir que vous jouissez du soutien d'un professionnel, d'un groupe ou de gens affrontant les mêmes épreuves peut être déterminant pour votre réussite. Vous joindre à vos semblables peut vous donner le coup de pouce nécessaire pour surmonter les déceptions et obstacles inévitables qui se dresseront sur votre route.

Cependant, si vous considérez vous inscrire à un programme commercial, faites-le prudemment. Cherchez un programme préconisant des méthodes et des objectifs appropriés à l'atteinte et au maintien d'un poids santé. Vous les trouverez dans les Pages jaunes du bottin téléphonique, sous la rubrique «Alimentation – Plans et programmes». En plus des programmes ou groupes reconnus pour leur utilité, tel le plan Weight Watchers, vous en trouverez d'autres offrant des services ou résultats irréalistes.

Si vous adhérez à un groupe, rappelez-vous que l'étendue des bienfaits que vous en retirerez sera proportionnelle à votre propre engagement. En restant simplement assis dans un coin à écouter, vous entendrez probablement quelques suggestions valables. Cependant, si vous participez réellement, vous obtiendrez en plus le soutien, l'encouragement, la camaraderie et des suggestions plus spécifiques. Pour devenir membre à part entière, soyez disposé à donner autant qu'à recevoir. Écoutez les autres, dialoguez avec eux sans monopoliser la conversation, ne jugez personne et offrez votre appui.

Vingt ans de poids santé

Je ne me souviens plus, avec exactitude, du poids le plus élevé que j'ai pesé. J'ai toujours évité de monter sur un pèse-personne, mais je suis certaine qu'il a été de 97 kilos (215 lb) ou plus, beaucoup trop élevé pour ma taille de 1,65 m (5'5»), et je sais que j'ai porté des vêtements de taille 22.

Mais c'est maintenant de l'histoire ancienne. Depuis les vingt dernières années, mon poids varie de 63,5 à 65,5 kilos (140 à 145 lb). Le 1er mars 1979, je me suis décidée à maigrir et à ne jamais plus engraisser. Je détestais ce que j'étais devenue. À 26 ans, je me sentais déjà vieille et mon activité physique était limitée. J'avais également l'impression de n'être jamais en mesure de porter les vêtements qui me plaisaient.

J'ai revêtu un maillot d'exercice. Il était trop juste et je manquais d'assurance pour faire des exercices. Cependant j'étais déterminée à courir chaque jour, pendant un an. Je l'ai fait 365 jours d'affilée, sans déroger à mon engagement, ce qui m'a appris une chose. Au début d'un programme, nous avons tendance à agir de manière compulsive, pour ensuite parvenir à un certain équilibre. Aujourd'hui, je fais de l'exercice pendant 30 à 45 minutes, 5 ou 6 jours par semaine. J'ai commencé par le jogging, et ma santé s'améliorant, j'ai ajouté d'autres activités : tennis, racquetball, balle molle, ski et natation. Je participe à une ou deux courses par année, mais surtout parce que j'aime les chandails qui nous sont remis. Ce sont les symboles de ma réussite et un jour, j'en ferai une courtepointe.

L'exercice physique est ce que m'aide le plus parce qu'il constitue un genre de victoire contagieuse. Pour moi, une victoire dans l'exercice physique mène à une victoire dans la diète. S'il m'arrive de trop manger à certaines périodes de l'année, comme à Noël alors que je me permets des sucreries, je peux toujours faire de l'exercice. Si mon poids monte à près de 68 ou 69 kilos (152 ou 153 lb), ce que je juge à mes jeans plutôt qu'avec un pèse-personne, je commence un registre alimentaire pour corriger la situation.

En plus de m'informer sur ce que je mange, mon journal me permet d'identifier mes moments de vulnérabilité. Il en est un que j'appelle ma crise de 17:00 heures. Plus spécialement à l'époque où mes filles étaient jeunes, je revenais à la maison en vitesse, affamée et épuisée. Je commençais à cuisiner tout en mangeant. J'ai appris à réduire ma faim en apportant une pomme ou des carottes que je grignotais en revenant à la maison.

Ma diète n'est pas parfaite, mais je prépare des menus quotidiens que j'utilise comme liste d'achats. Parce que j'adore les sucreries et refuse de m'en priver complètement, je les réserve généralement pour les occasions spéciales et les week-ends. Je constate toutefois qu'elles ont changé. J'adorais les beignets, mais aujourd'hui je n'en prends qu'une fois par mois. J'ai graduellement changé de goûts, mais j'ai parfois des rechutes. Il peut m'arriver de voir des petits gâteaux au chocolat sur le comptoir et en manger. Je me dis alors qu'à chaque jour suffit sa peine et que demain est un autre jour. Le lendemain, je me lève à 5 :30 heures et je fais de l'exercice.

En vieillissant, conserver mon poids est devenu plus difficile. J'ai commencé à faire de la levée de poids il y a 3 ou 4 ans. Je fais ces exercices environ une quinzaine de minutes, trois fois par semaine, principalement pour conserver mon poids, mais aussi pour prévenir l'ostéoporose et parce que les femmes perdent beaucoup de masse musculaire en prenant de l'âge.

Je dois être honnête, chaque jour exige un nouvel engagement. Actuellement, je me prépare à déménager dans une nouvelle demeure et je suis fatiguée. Je sais toutefois que je dois faire 30 à 45 minutes d'exercices sur mon appareil à skier et mon tapis roulant, car ce sont mes principaux exercices durant l'hiver.

Je me regarde dans le miroir et, même après 20 ans, je crois encore rêver. Mentalement, je conserve encore l'image de mon corps obèse. Ces souvenirs sont gravés pour longtemps dans la mémoire. Mais la réalité, c'est ce que je vois et mon excellent bilan de santé. En 18 ans, je n'ai pas perdu une seule journée de travail pour cause de maladie.

Fabienne,
Hull, Québec.

Pacte à vie

Vous pensez peut-être que lorsque vous serez arrivé à votre poids santé, votre travail sera terminé, et qu'une fois votre objectif atteint, le conserver sera facile. Détrompez-vous, c'est une mentalité dépassée, toujours la même vieille rengaine du régime à suivre pour maigrir, que l'on abandonne après avoir perdu les kilos en trop. Cette conception mène tout droit à une reprise de poids.

Cette fois-ci, vous conserverez les fruits d'une victoire si chèrement acquise. Le maintien du poids exige le même processus que pour l'atteinte d'un poids santé. Lorsque vous avez atteint votre poids santé, vous pouvez probablement augmenter quelque peu le nombre de calories que vous prenez chaque jour. Mais à part cela, vous devez poursuivre dans la même voie. Les méthodes utilisées pour maigrir serviront désormais au maintien de votre nouveau poids

C'est la raison pour laquelle nous avons souligné la nécessité de modifier vos habitudes de vie et l'importance de faire des changements durables et acceptables. Vous vous comportez déjà correctement. Vos choix alimentaires sont sains et vous êtes physiquement actif chaque jour. Vous paraissez et vous vous sentez en forme. Vous êtes fier de vous, avec raison. Continuez ainsi.

Évaluation de la réussite

Ne vous fiez pas à votre miroir pour évaluer le succès de vos efforts dans l'atteinte d'un poids santé, car il ne révélera pas ce qui est véritablement important. Vous sentez-vous en meilleure forme? Mangez-vous mieux? Êtes-vous plus actif? Vos muscles se sont-il raffermis? Y a-t-il eu amélioration de votre pression artérielle et de votre taux de cholestérol? En perdant du poids, avez-vous aussi perdu quelques centimètres de tour de taille? Êtes-vous en mesure de maintenir cette perte de poids?

Conclusion

Vous avez vu les statistiques désespérantes sur les probabilités d'une perte de poids et de son maintien à long terme : 95% des personnes qui perdent du poids le reprennent en 5 ans.

C'est vraiment décourageant. Si vous avez traversé des moments difficiles pour maigrir, la dernière chose dont vous avez besoin, c'est ce genre de mauvaises nouvelles. Alors pourquoi pas plutôt ceci : selon une étude publiée par l'*American Journal of Clinical Nutrition,* des centaines de personnes ayant participé à un programme d'amaigrissement du National Weight Control Registry (NWCR), ont réussi à atteindre et conserver leur poids santé.

Le groupe des participants à l'étude se composait de 629 femmes et 155 hommes présentant une surcharge pondérale depuis de nombreuses années. Ces gens ont perdu en moyenne 30 kilos (66 lb). Malheureusement, ils en ont repris quelques-uns, mais ont généralement conservé une perte de 17 kilos (30 lb) pendant au moins 5 ans, la plupart en combinant une diète réduite en matières grasses et en calolries avec des exercices physiques, et apportant à leur style de vie les modifications précises qui leur avaient été recommandées. Dans cette étude, la surprise a été que 42% des participants ont déclaré que maintenir un poids santé était plus facile que de perdre les kilos en trop.

La meilleure nouvelle est que 95% des participants se félicitent d'avoir maigri, et déclarent que cette perte de poids a amélioré leur qualité de vie, leur humeur, leur santé et leur confiance en eux-mêmes. Si vous en doutez, ils sont là pour confirmer que la vie est plus agréable avec un poids santé.

Alors, oubliez tous les rapports pessimistes traitant des échecs de la perte de poids et de la difficulté de maintenir un poids santé. Ces participants sont des preuves vivantes que c'est faisable et surtout, que c'est valable. Lorsque vous vivez des moments difficiles, faites appel à votre capacité de résoudre des problèmes, analysez les idées préconçues à l'origine de vos habitudes, fiez-vous à votre maîtrise de vous-même plutôt qu'à votre volonté, et pensez aux participants du NWCR.

S'ils ont réussi, vous le pouvez aussi.

Chapitre 11

Autres régimes amaigrissants

Mémo

- **Il existe de nombreux produits et régimes amaigrissants.**
- **Une mauvaise approche pour maigrir peut nuire à votre santé.**

S i atteindre son poids santé était facile, on ne vous offrirait pas de nombreux produits et régimes amaigrissants. Les habitants des pays industrialisés dépensent des milliards de dollars chaque année pour différents régimes et services, cherchant la cure magique qui les fera maigrir sans effort, rapidement et sans douleur. Cette année, des millions de personnes adhèrent à des programmes d'amaigrissement.

Malheureusement, elles découvrent souvent que les kilos perdus reviennent aussitôt, en partie parce que ces personnes en ont assez de se priver de pain et de se nourrir de pamplemousses ou parce qu'un apport trop faible en calories les laissent continuellement affamées. Même les meilleurs régimes échouent lorsque les bonnes intentions ne suffisent pas à compenser un faible engagement à modifier à long terme les habitudes de vie.

Il est facile de maigrir rapidement avec n'importe quel régime populaire, en partie parce que tous restreignent l'apport calorique. Un kilojoule ou une calorie demeure un kilojoule ou une calorie, quelle qu'en soit la provenance ou la façon dont il ou elle est consommé, et lorsque vous en absorbez moins que vous en brûlez, vous êtes forcé de maigrir. Vous pouvez y parvenir seul, sans avoir recours aux diètes préconisées un peu partout, simplement par l'activité physique et une diète faible en calories, basée sur la Pyramide alimentaire poids santé de la Clinique Mayo.

La plupart des gens sous-estiment d'au moins 20% le nombre des calories qu'ils absorbent, et encore davantage lorsqu'ils sont fortement obèses. Vous croyez suivre une diète de 6 275 kJ (1 500 cal) alors qu'en réalité vous en absorbez près de 7 500 (1 800). Les gens font aussi une mauvaise évaluation de leur activité physique, croyant que la courte marche de leur véhicule jusqu'à leur bureau compte pour la moitié de l'effort physique requis dans la journée.

Certains régimes amaigrissants tentent de quantifier votre nourriture en suggérant de compter les grammes de gras ou en allouant des points aux aliments que vous prenez. Bien que ces régimes ne constituent peut-être pas l'ultime solution à votre problème, ils peuvent vous faire réaliser la relation existant entre la nourriture que vous mangez et ses effets sur votre corps. Mais bien entendu, vous souhaitez également modifier vos comportements alimentaires à long terme pour avoir une alimentation saine et équilibrée.

Voici quelques régimes parmi ceux les plus en vogue.

Diètes liquides hypocaloriques

Il existe deux sortes de diètes liquides hypocaloriques : Medifast et Optifast, vendues sur ordonnance et avec suivi médical, et Slim-Fast, vendue sans ordonnance.

Médifast et Optifast sont habituellement prescrits aux personnes fortement obèses chez qui rien d'autre n'a réussi. Prévues pour une utilisation à court terme, les diètes limitant les kilojoules à 3 350 (800 cal) par jour, Medifast et Optifast comportent généralement une phase initiale, suivie d'une diète à teneur modérée en kilojoules ou calories, de modifications des habitudes de vie ou de médicaments.

Des études ont prouvé qu'au début, les diètes liquides hypocaloriques ont causé de graves problèmes de santé et même des décès. Les deux produits comportent maintenant des suppléments répondant aux besoins en protéines, minéraux et autres nutriments nécessaires qui les rendent habituellement sécuritaires. Cependant, les résultats à long terme ne sont guère meilleurs que ceux obtenus avec uniquement des modifications des habitudes de vie.

Si vous prenez ces produits ou songez à les utiliser, le suivi médical est important.

Les diètes vendues sans ordonnance suggèrent de remplacer un ou deux repas par jour avec le produit Slim-Fast et de prendre un troisième repas sain et équilibré, faible en matières grasses et en calories. Slim-Fast recommande également d'ajouter plusieurs aliments sains, tels des fruits et des légumes, et de faire 30 minutes d'exercice par jour.

Diètes solides hypocaloriques

Réduisez les calories et vous maigrirez. Si seulement les experts en nutrition voyaient les choses ainsi! Cependant, il existe d'innombrables théories sur les calories qui engraissent, celles qui ne comptent même pas, les catégories d'aliments qui optimisent la performance du corps et celles qui le ralentissent.

Régime Atkins

En 1970, Robert Atkins, M.D., dans son livre, *Dr. Atkins' Diet Revolution,* faisait office de pionnier en proposant un régime riche en protéines mais faible en glucides. Son étoile a quelque peu pâli dans les années 1990, au moment de l'engouement pour les aliments allégés en gras, mais aujourd'hui, il redevient populaire.

Le docteur Atkins croit que les glucides favorisent la production d'insuline, laquelle favorise un gain de poids et autres problèmes de santé. Cependant, son régime ne comporte que 20 à 40 grammes de glucides par jour, au début. La plupart des grains, fruits, pains, pâtes et légumes en sont exclus, sauf les laitues et quelques autres légumes en faible quantité, et il recommande de manger à volonté viande, œufs, fromage, beurre et crème.

Lorsque l'apport est faible en glucides, le corps brûle le glycogène qu'il avait emmagasiné, ce qui favorise l'élimination de l'eau et par conséquent une diminution du poids. Le corps se met aussi à brûler certaines graisses, mais moins efficacement que l'exercice. Brûler des graisses sans glucides crée des corps cétoniques toxiques qui s'accumulent dans le sang et sont filtrés par les reins pour être éliminés.

Le docteur Atkins a raison de dire que les corps cétoniques diminuent l'appétit, mais il faut considérer qu'ils causent aussi de la fatigue et des nausées. Les effets secondaires à long terme de ce régime sont inconnus et représentent un risque potentiel.

Questions à se poser

Si vous songez à un nouveau régime amaigrissant, évaluez-le en vérifiant les points suivants. S'il comporte un ou plusieurs des éléments suivants, la prudence s'impose.
- Promesse de solution rapide.
- Mise en garde sévère.
- Promesses trop belles pour être vraies.
- Conclusions simplistes tirées d'une étude complexe.
- Recommandations basées sur une seule étude.
- Prétentions dramatiques contestées par des organismes scientifiques renommés.
- Listes de «bons» et de «mauvais» aliments.
- Conseils donnés en vue de mousser la vente d'un produit.
- Opinions fondées sur des études publiées sans avoir été révisées par des pairs.
- Recommandations provenant d'études qui ne font aucune différence entre les individus ou les groupes.

Basé sur de l'information tirée de la Food and Nutrition Science Alliance (traduit librement par l'Alliance scientifique de l'alimentation et de la nutrition)

Régime Zone

L'auteur du livre *The Zone*, Barry Sears, Ph.D., est carrément permissif quant aux glucides. Sears prétend que pour maigrir, le succès repose sur une diète dans laquelle chaque repas comporte un ratio glucides-protéines de 4 à 3. Pour les gens ayant un surpoids, il recommande un ratio de calories obtenu à partir de 40% de glucides, 30% de protéines et 30% de matières grasses. Avec un tel ratio, dit Sears, les gens au régime sont moins affamés, ont plus d'énergie, une performance physique maximale, une meilleure concentration et moins de maladies.

L'idée générale du régime Zone est de maintenir des taux précis d'insuline et de glucagon, deux importants régulateurs du métabolisme des glucides. Selon Sears, maintenir une juste proportion de ces hormones contribue à équilibrer des substances semblables aux hormones, les icosanoïdes, dérivées des acides gras polyinsaturés. Le meilleur moyen de pénétrer dans la «Zone», dit Sears, est de préserver l'équilibre des icosanoïdes.

Cependant, il existe peu de preuve que les icosanoïdes sont à l'origine de maladies ou que le risque de maladie puisse être changé par une modification des isocanoïdes dans la diète. S'ils respectent la diète décrite dans le livre, les gens maigriront parce qu'elle est peu calorique et favorise les fruits et les légumes. Un régime Zone typique alloue moins de 4 185 kJ (1 000 cal) par jour.

Régime pauvre en glucides, riche en matières grasses

Ce régime repose sur l'hypothèse suivante : «les responsables de la constitution anormale des graisses de réserve ne sont pas les acides gras… …mais les mauvais glucides. Si les matières grasses ne sont pas accompagnées de glucides, elles ne sont pas stockées par le corps». Une vision qui n'est pas partagée par la communauté scientifique.

Le régime exclut totalement certains aliments, tels le sucre, les pommes de terre, betteraves, carottes, etc., et les aliments qui contiennent à la fois des glucides et des lipides ou matières grasses, comme les avocats, les noix, le chocolat, etc. Les fruits ne sont permis qu'entre les repas, et les céréales, dont le riz, les pâtes, le pain et autres, doivent être brutes et prises sans gras. Tous les aliments riches en matières grasses ou en protéines sont permis, en autant qu'ils ne contiennent pas de glucides, ainsi, on peut manger des œufs, des fromages, des viandes, des poissons sans restriction. Les desserts sont autorisés s'ils ne contiennent pas de farine, de sucres de chocolat ou de fruits. Seul le lait écrémé est accepté car il ne comporte pas à la fois du lactose (un sucre) et des matières grasses. La préparation des repas devient donc quelque peu acrobatique pour éviter de mélanger glucides et lipides.

Cette théorie est pour le moins contestable : accompagné de glucides ou non, n'importe quel lipide est absorbé par le tube digestif. Étant pauvre en glucides et trop riche en matières grasses, à court terme, cette diète ne présente pas de grands risques pour la santé, si elle n'est suivie que pendant quelques semaines. Toutefois, à long terme, la quantité de graisses qu'elle contient peut endommager les artères. Cependant, le plus important, est que ce régime ne peut maintenir une perte de poids, ni améliorer la santé.

Régime Sugar Busters (sans sucre)

Lorsque l'on considère que les Nords-Américains consomment quelque 1,2 kg de sucre par semaine, un régime sans sucre (Sugar Busters) semble plus que bienvenu. Toutefois ce régime qui met dans le même panier des aliments complets, tels la pomme de terre, le maïs et la carotte, avec les sucres raffinés contenus dans les gâteaux, les bonbons et les boissons gazeuses va trop loin. De plus, alors que ses concepteurs, H. Leighton Steward et ses associés, ne favorisent pas les aliments riches en gras du Dr. Atkins, la diète préconise tout de même une bonne part d'aliments riches.

Réduire le sucre n'est qu'un des changements diététiques à favoriser. Sans modifier d'autres habitudes alimentaires, et plus particulièrement en encourageant la consommation des gras saturés et en diminuant l'absorption de légumes bénéfiques, la diète a peu de chances de vous aider à perdre du poids, ou tout au moins à conserver un poids santé à long terme.

Vous pouvez bien sûr trouver de nombreux autres régimes hypocaloriques fondés sur des diètes comme celles qui ont été mentionnées. Vous connaissez probablement des régimes hyperprotéinés et hypo-glucidiques dont, entre autres, Protein Power, The Carbohydrate Addict's Diet ou la diète Scarsdale. Bien que leurs méthodes diffèrent, les résultats obtenus sont comparables à ceux des régimes précédents.

Régimes farfelus et à la mode du jour

Plusieurs régimes semblent carrément farfelus. Comment une personne peut-elle se nourrir longtemps en ne mangeant, par exemple, que des ananas, du maïs et de la laitue un jour, et des pruneaux, des fraises et des pommes de terre au four le lendemain. Malgré tout, plusieurs régimes amaigrissants incitent des gens à espérer qu'une nouvelle combinaison d'aliments ou une révélation nutritionnelle les aidera à perdre durablement leurs kilos en trop.

Ces régimes sont-ils sécuritaires? Vous vous lasserez probablement des régimes hyperprotéinés, hypoglucidiques et des régimes liquides avant qu'ils ne causent vraiment des dommages. Leur danger potentiel réside surtout dans une tentative de les poursuivre à long terme. Perdrez-vous du poids? Probablement quelques kilos si vous réduisez votre consommation de calories, mais avec de fortes chances de les reprendre dès que vous abandonnez cette diète.

Voici quelques-uns de ces régimes :

Régime à base de pamplemousse

Bien que ce régime existe en plusieurs versions, dont une faussement appelée Régime de la Clinique Mayo (voir la page 121), toutes exigent de manger un demi-pamplemousse avant chaque repas pour profiter de ses prétendus enzymes métabolisant rapidement les graisses. Les calories sont habituellement limitées à 3 350 kJ (800 cal) par jour, mais certaines versions vous permettent de manger à votre faim.

Le pamplemousse ne contient pas de matières grasses, est faible en calories et en sodium, et rempli de vitamine C. Mais la très faible teneur en calories et les déficits de ce régime en protéines, fibres et autres vitamines et minéraux importants le rendent peut-être assez dangereux.

Vérité sur les régimes farfelus et à la mode du jour

Qu'est-ce qui fait la grande popularité de ces régimes? Ces régimes promettent une perte de poids rapide et facile. Les gens ont tendance à vouloir résoudre leurs problèmes de façon simple et rapide. Si vous succombez à cette tentation et suivez un tel régime, vous perdrez peut-être des kilos rapidement et assez facilement, mais vous les reprendrez, car ce qui cloche dans ces régimes, c'est qu'ils n'offrent pas une solution saine et durable au problème de l'obésité.

Quel est l'aspect le plus nocif de ces régimes? Cette approche de la perte de poids est malsaine à long terme. Les régimes ne doivent pas préconiser des moyens allant à l'encontre des connaissances en biochimie et physiologie concernant l'amélioration à long terme de la santé. Plusieurs de ces régimes conseillent une réduction de l'apport glucidique et comprennent très peu, et parfois pas du tout de fruits, de légumes et de grains. Il est amplement prouvé qu'augmenter la consommation de fruits, de légumes et de grains entiers favorise la santé. Manger régulièrement une grande quantité de fruits, de légumes et de grains et faire de l'exercice quotidiennement permet une perte permanente de poids, tout en contribuant à prévenir des pathologies graves, tels le cancer et la maladie cardiaque.

Même si vous maigrissez avec de tels régimes, vous n'améliorez pas votre santé à long terme. Les recommandations plus traditionnelles pour maîtriser votre masse corporelle semblent peut-être dépassées, ennuyeuses et difficiles, mais elles conduisent à un meilleur état de santé et à une perte de poids durable.

Régime de Beverly Hills

Il s'agit d'un régime de courte durée, promettant une perte de poids rapide. On vous recommande de le suivre pendant un mois à la fois. Il repose principalement sur des combinaisons d'aliments, telles que manger un fruit pour ce qu'il est et ne jamais manger de protéines avec des glucides, afin que chaque aliment soit adéquatement digéré plutôt que d'être transformé en gras corporel. La perte de poids initiale est parfois rapide, mais le régime de Belverly Hills n'a aucun fondement scientifique et ne comporte que fort peu de recommandations alimentaires. Ce régime manque dangereusement de protéines et de plusieurs vitamines et minéraux essentiels. Voici un signal d'alerte : ce régime autorise une consommation illimitée de champagne.

Régime adapté au groupe sanguin

Ce genre de régime fournit une liste très détaillée des aliments permis et défendus selon votre groupe sanguin. Il prétend que chaque groupe sanguin possède un marqueur d'antigène qui lui est propre, lequel réagit négativement en présence de certains aliments. Son concepteur prétend également que les gens possèdent des niveaux d'acidité gastrique et des enzymes digestives correspondant apparemment à leur groupe sanguin.

Bien qu'un régime prescrivant ce qui est bon ou néfaste à manger puisse vous réconforter, il n'existe aucune preuve scientifique qu'une diète puisse être basée sur le groupe sanguin.

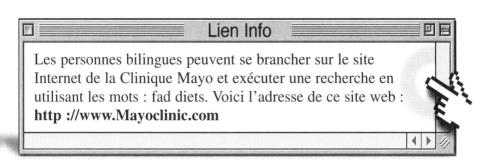

Lien Info

Les personnes bilingues peuvent se brancher sur le site Internet de la Clinique Mayo et exécuter une recherche en utilisant les mots : fad diets. Voici l'adresse de ce site web : **http ://www.Mayoclinic.com**

Régime à base de soupe au chou

Rien n'est plus simple. Mangez autant de soupe au chou que vous le désirez pendant sept jours, et vous perdez 4,5 à 7 kilos (10 à 15 lb). D'autres aliments sont également au programme, y compris les pommes de terre, les jus de fruit et certains légumes.

Les personnes maigrissent avec le régime à base de soupe au chou, mais ont des étourdissements et souffrent de faiblesse causée par des carences en protéines, vitamines et glucides complexes. Vous perdrez peut-être du poids, mais vous aurez trop de nausées pour en profiter.

À part les régimes mentionnés ci-dessus, de nombreux autres existent. Pour les essayer tous, vous ne feriez rien d'autre que suivre sans cesse un régime. Certains ne préconisent que les aliments crus et rien d'autre que des aliments sans cuisson; le régime de l'«Homme des cavernes» ne permet que ce qui se mangeait à l'Âge de pierre; quant à *The Body Code*, de Jay Cooper, il divise les gens en guerriers, éducateurs, communicateurs et visionnaires.

De nombreux régimes proposent, entre autres, le recours à la spiritualité pour éviter de trop manger (*The Weigh Down Diet*), des combinaisons précises d'aliments à prendre à certains moments de la journée (*Fit for Life*, de Harvey et Marylin Diamond) ou des combinaisons très précises d'aliments en éliminant sucres et alcool (Suzanne Somers qui prêche le «Somercizing» dans ses livres). Vous voyez le genre.

Aliments prêts à servir

Certaines personnes ont de la difficulté à préparer des menus qui leur permettent de maigrir et de combler leurs besoins nutritifs. De plus, des horaires chargés empêchent souvent une bonne préparation d'un repas ou l'essai de nouvelles recettes. Dans ce cas, les entreprises qui s'en chargent pour vous méritent une certaine considération, mais leurs services sont parfois dispendieux.

Nutri system

Selon un prix convenu, des repas congelés commodes, simples, rapides, économiques sont livrés à votre domicile ou bureau chaque semaine. Vous choisissez ce que vous désirez manger à chaque repas. Les repas hypocaloriques sont préparés pour fournir les vitamines, minéraux et autres nutriments dont vous avez besoin. D'autres produits additionnels sont offerts, tels que sauces à salade, gélatines, craquelins, petits pains, boissons et lait écrémé.

Préparations commerciales

L'utilisation de plats congelés est pratique, à condition de contenir les bonnes proportions de matières grasses, glucides, protéines et nutriments essentiels. Votre épicier offre ce genre de plats sous différentes marques de commerce, telle Cuisine Minceur dont chaque plat ou portion compte 1 250 kJ (300 cal) ou moins. Leur emballage propose un régime amaigrissant et des conseils sur les aliments à ajouter pour obtenir une diète équilibrée et conseille de faire de l'exercice. Cependant, prenez le temps de lire l'étiquette afin de vérifier si le contenu correspond aux exigences de votre diète, basée sur la Pyramide poids santé de la Clinique Mayo.

Approche de groupe

Lorsque vous décidez que la meilleure façon de maigrir est de manger avec modération une nourriture faible en calories et d'y ajouter une activité physique, vous n'avez pas à le faire seul. Des programmes avec une approche de groupe peuvent appuyer vos efforts, vous fournir des menus, des recommandations pour l'exercice et le soutien d'autres personnes.

Ces approches diététiques inspirent la camaraderie et leurs recommandations diffèrent de celles des régimes fantaisistes et farfelus. Vous n'y trouverez ni combinaisons étranges d'aliments, ni consommation abusive d'un seul. Vous ne pourrez pas manger toutes les viandes et tous les fromages que vous désirez, mais la seule vue de la soupe au chou ne vous rendra pas malade.

Voici des organisations susceptibles de vous aider à modifier vos habitudes de vie, atteindre poids santé et le maintenir :

Weight Watchers

Depuis sa fondation en 1963, Weight Watchers a aidé des millions de personnes à perdre des kilos indésirables. Ce service compte aujourd'hui plus d'un million de membres qui se réunissent chaque semaine et sont répartis à travers le monde.

Weight Watchers croit à un programme équilibré et complet de gestion du poids, lequel englobe la diète, l'activité physique et la modification des habitudes de vie. Lorsque vous devenez membre de Weight Watchers, vous assistez à une réunion hebdomadaire comportant la pesée, la séance d'information ou d'activité et des échanges pour vous apporter du support.

Leur programme en 3 étapes est centré sur les aliments que vous prenez, votre niveau d'activité et l'utilisation de stratégies précises favorisant le maintien d'un poids santé. Il n'y a rien à mesurer, à compter et aucun aliment défendu.

L'objectif initial vise une perte de 10% du poids. Lorsque ce but est atteint, vous recevez des conseils et de l'encouragement pour continuer à maigrir. Avec le temps, vous atteignez votre poids santé et votre programme est ensuite axé sur le maintien de votre nouveau poids.

Minçavi

Élaboré par une Estrienne, ce programme québécois célèbre son seizième anniversaire en 2001. Il compte de nombreux groupes un peu partout au Québec. Les réunions hebdomadaires comportent la pesée, une conférence, des conseils sur l'alimentation et l'activité physique. De plus, des livres de recettes sont vendus aux membres. Son site Internet (http://www.mincavi.com) comprend de nombreuses pages dont : Histoires à succès, Astuces de cuisine, Réflexions, Recettes de la semaine, Motivation de la semaine,

Adhérer ou non

Comment décider si un programme d'amaigrissement vous convient ou non? Un programme responsable et sécuritaire devrait comprendre ces cinq éléments :

Sécurité. Bien qu'un programme d'amaigrissement puisse être faible en calories, il devrait comporter toutes les quantité quotidiennes recommandées de vitamines, minéraux et protéines.

Changement lent et régulier. Vous devriez perdre du poids à un rythme graduel et régulier, à moins que votre médecin ne vous conseille une diminution plus rapide de poids. Avec de nombreux régimes à faible teneur en calories, vous pouvez maigrir rapidement durant une ou deux semaines, mais vous pourriez prévoir perdre environ de 0,5 à 1 kg par semaine par la suite.

Participation d'un médecin. Si vous prévoyez perdre plus de 6,5 à 9 kilos, avez un problème de santé ou prenez régulièrement des médicaments, voyez votre médecin. Il saura si le programme d'amaigrissement auquel vous songez est approprié et si l'objectif de perte de poids est raisonnable.

Outil de changement des habitudes de vie. Votre programme devrait vous enseigner à modifier à long terme et de façon durable vos habitudes alimentaires et votre niveau d'activité physique. Maigrir ne donne rien si vous ne pouvez conserver votre nouveau poids.

Information franche sur les frais. Vous devez savoir exactement ce que vous coûtera le programme et recevoir un relevé détaillé des frais et dépenses additionnelles, tels les suppléments diététiques.

Articles sur la nutrition, Trucs pour le restaurant, Babillard et Forum de discussion. Pour vous renseigner sur le groupe le plus près de chez vous et les frais d'adhésion (s'il y en a), téléphonez au 1-800-567-2761.

Outremangeurs Anonymes

Êtes-vous un outremangeur compulsif? Selon OA, vous êtes le seul à savoir si vous maîtrisez ou non la quantité de nourriture que vous prenez. Si vous mangez de façon incontrôlable, Outremangeurs Anonymes peut vous aider. Ce programme a été conçu pour les gens qui considèrent être des mangeurs compulsifs. Son approche, identique à celle des Alcooliques Anonymes et comportant aussi 12 étapes et 12 traditions, a comme objectif d'aider ses membres à maîtriser l'habitude de manger de façon compulsive.

OA ne prend aucune position sur les questions reliées à l'excès alimentaire. Le mouvement n'est affilié à aucun groupe public ou privé, idéologie ou doctrine. Il est financé à même les contributions volontaires de ses membres et n'exige aucun frais d'adhésion ou autres. Les dons des non-membres ne sont ni sollicités, ni acceptés. Le mouvement compte de nombreux chapitres couvrant une bonne partie du Québec. Leur site Internet (http://oaregion6/quebecfr.htm) offre des renseignements sur les étapes, les traditions et les lieux de réunion (par ville ou région).

Action immédiate

Si vous souffrez d'un trouble alimentaire (voir la page 48), ou si vous être cliniquement déprimé, les traitements d'un professionnel de la santé mentale peuvent vous aider. Demandez à votre médecin de vous diriger vers ceux qui se spécialisent dans le traitement de l'obésité ou des troubles alimentaires.

Peu importe la voie que vous choisissez dans le but d'avoir un poids santé, il est important de le faire dès maintenant. Choisissez le programme d'amaigrissement à long terme qui vous convient le mieux, une activité physique que vous conserverez et le type de soutien qui vous aidera à continuer en période difficile.

Les bienfaits d'un poids santé sont incalculables. Vous paraissez mieux, vous vous sentez mieux, et vous vivrez probablement plus longtemps aussi. Vous ne devez pas simplement suivre un régime amaigrissant, vous devez changer votre façon de vivre.

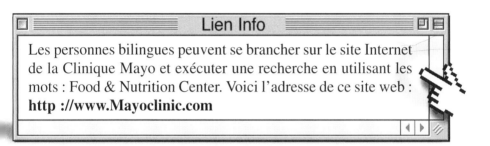

Lien Info

Les personnes bilingues peuvent se brancher sur le site Internet de la Clinique Mayo et exécuter une recherche en utilisant les mots : Food & Nutrition Center. Voici l'adresse de ce site web : **http ://www.Mayoclinic.com**

Section 3

Assistance supplémentaire

Médicaments pour maigrir

- **Même avec des médicaments pour maigrir, la diète et l'activité physique demeurent essentielles pour atteindre un poids santé.**
- **Certains médicaments sont inefficaces pour maigrir et ne devraient pas être utilisés.**
- **Les médicaments comportent autant de risques que de bienfaits potentiels.**
- **Voyez votre médecin ou votre nutritionniste avant de prendre un médicament.**

Les plus récents médicaments pour maigrir semblent combler le rêve d'une personne au régime. L'un vous donne un sentiment de satiété avant d'avoir trop mangé, et l'autre inhibe la capacité du corps à absorber presque le tiers des matières grasses ingurgitées. Toutefois, ces médicaments ne sont pas destinés à tous les gens présentant de l'embonpoint ou de l'obésité. À la Clinique Mayo, ils sont généralement réservés aux personnes présentant des problèmes de santé reliés au poids, telle l'hypertension artérielle, des taux de cholestérol élevés ou le diabète.

Il est préférable de maigrir à l'aide d'une diète équilibrée et d'exercices physiques réguliers. Certains ont cependant des handicaps limitant l'activité physique. D'autres ont besoin d'une aide spéciale pour réduire leur apport calorique. Si vous êtes une de ces personnes incapables de maigrir par elles-mêmes, chez qui l'excès de poids entraîne des problèmes médicaux susceptibles d'être améliorés ou éliminés par une perte de poids, ces médicaments pourraient vous aider.

Habituellement, les médicaments sur ordonnance associés à une réduction de l'apport en calories et une plus grande activité physique, peuvent aider à diminuer la masse pondérale de 5 à 10% en un an. La perte de poids maximum atteint généralement un sommet après environ 6 mois. Malheureusement, plusieurs personnes semblent reprendre une partie des kilos perdus au cours de la deuxième année. De plus, l'efficacité et la sécurité de la plupart des nouveaux médicaments n'ont pas été testées au-delà de 2 ans. Ce sont les modifications des habitudes de vie et l'activité physique qui, en dernier lieu, diminuent le poids et améliorent la santé. Les médicaments ne sont qu'un outil contribuant aux changements diététiques, et non la solution de ce problème.

Indications

Les médecins insistent sur le fait que les médicaments pour maigrir ne doivent pas être utilisés à la légère, pour ne perdre que quelques kilos. Ils sont plutôt indiqués pour les personnes obèses dont la santé est compromise par le surpoids, et ayant adhéré à un programme de maîtrise de la masse pondérale favorisant une saine alimentation et l'activité physique.

Le principal objectif de l'utilisation des médicaments pour maigrir est d'améliorer la santé, et non l'apparence. Chaque médicament étant potentiellement nocif, les médecins désirent s'assurer que les bienfaits qu'ils procurent sont plus grands que les risques encourus.

Si vous faites partie des millions de personnes souffrant de problèmes médicaux, même une faible perte de poids peut améliorer votre santé de plusieurs façons, y compris abaisser l'hypertension artérielle, le taux de cholestérol et le taux de sucre dans le sang, si vous êtes diabétique.

Rien ne prouve que l'utilisation de médicaments pour maigrir chez des gens relativement en bonne santé prévient les complications reliées au poids, améliore leur vie à long terme ou entraîne une perte de poids sur une période de plus de 2 ans.

Si vous êtes de ceux pour lesquels un médicament pour maigrir serait bénéfique, vous devrez sans doute le prendre indéfiniment. Plusieurs études démontrent qu'après l'arrêt du médicament, une grande partie des kilos perdus, sinon tous, sont généralement repris. De plus, ces médicaments sont si récents que leurs effets secondaires à long terme sont inconnus, ce qui crée un réel dilemme quant à leur utilisation continuelle.

En général, les médecins vous considèrent un candidat à une thérapie médicamenteuse uniquement si votre IMC est supérieur à 27 et qu'en plus de l'obésité, d'autres complications médicales sont présentes. Le nombre de kilos excédentaires dépend de votre taille, puisque l'IMC est calculé selon le ratio poids-taille. (Voir la page 26.) Pour les gens de taille moyenne (environ 1,78 m (5'10") pour un homme et 1,68 m (5'6") pour une femme), il s'agit d'un excès de poids d'environ 9 à 13,7 kilos (20 à 30 lb).

Même si vous êtes qualifié pour une thérapie médicamenteuse, il est possible qu'elle ne soit pas efficace pour vous. Les études laissent entendre que si la perte de poids est inférieure à 1,8 kilos (4 lb) dès le premier mois, une thérapie médicamenteuse sera peu susceptible de vous aider. Dans ce cas, le médecin la cessera probablement ou en essaiera peut-être une autre.

Médicaments sur ordonnance

Aujourd'hui, les médecins prescrivent un ou deux médicaments pour maigrir. Chacun a une action différente et ses propres effets secondaires. De façon générale, les deux semblent sécuritaires et modérément efficaces pendant au moins un an ou deux. Les études se poursuivent pour déterminer leur efficacité et leur sécurité à plus long terme.

Médicament coupe-faim

Après le retrait, en 1997, de deux médicaments jugés dangereux, la fenfluramine et la dexfenfluramine, le premier médicament coupe-faim approuvé par la FDA (agence américaine des aliments et drogues) a été la sibutramine (Meridia). Ce médicament ne semble

Association médicamenteuse retirée du marché

Jusqu'à l'automne 1997, l'un des médicaments les plus populaires pour maigrir était une association médicamenteuse de suppresseurs de l'appétit, connue sous le nom de fen-phen (fenfluramine et phentermine). L'année précédente, à eux seuls, les médecins américains avaient signé environ 18 millions d'ordonnances de fen-phen.

Cette association médicamenteuse supprimait l'appétit et aidait plusieurs gens à maigrir. Cependant, en juillet 1997, la Clinique Mayo et la Clinique MeritCare, Fargo, N.D., ont sonné l'alarme en soulignant que certaines personnes sous médication présentaient des problèmes inhabituels des valvules cardiaques.

Dans leur étude, 24 femmes n'ayant aucun antécédent de cardiopathie et prenant cette association médicamenteuse, avaient un problème des valvules cardiaques, dont 5 réclamaient une intervention chirurgicale. Les valvules étaient hypertrophiées et couvertes d'une plaque blanche. Les valvules endommagées faisaient refluer le sang qui s'y engageait, ce qui forçait le cœur à travailler davantage. Plus tard, les données de la Food and Drug Administration (FDA, agence américaine des aliments et drogues) montraient que près de 30% des utilisateurs de cette association médicamenteuse étaient susceptibles de présenter des anomalies des valvules cardiaques, même s'ils n'éprouvaient aucun symptôme.

À la suite de cette information et à la demande de la FDA, les fabricants de la fenfluramine et de la dexfenfluramine les ont volontairement retirées du marché en septembre 1997. Il était évident que c'était la fenfluramine qui causait ce problème, et non la phentermine qui est toujours disponible. À l'origine, la phentermine a été approuvée pour une utilisation de 3 mois seulement. Son efficacité et sa sécurité à long terme n'ont pas fait l'objet d'études approfondies.

Des études postérieures ont laissé entendre que les anomalies des valvules cardiaques touchaient environ 1 personne sur 4 utilisant les médicaments. Une étude de la Clinique Mayo a suggéré la possibilité de lésions temporaires, du moins chez les gens légèrement atteints. Chez eux, les anomalies s'amoindrissent ou disparaissent avec le temps après l'arrêt des médicaments. Si vous avez pris de la fenfluramine ou de la dexfenfluramine, voyez votre médecin pour obtenir plus de renseignements.

pas diminuer l'appétit, il modifie la chimie du cerveau, touchant surtout la sérotonine et la norépinéphrine, et donnant plus rapidement une impression de satiété.

Meridia se prend généralement une fois par jour avec un grand verre d'eau, avec ou sans aliments. La posologie recommandée est de 10 mg. Le médecin peut la réduire à 5 mg si le patient tolère mal celle de 10 mg, ou l'augmenter à 15 mg si elle est inefficace. Même si Meridia aide généralement davantage la perte de poids que la diète et l'exercice seuls, ce n'est pas une formule magique. Dans une étude d'une durée d'un an, les utilisateurs de Meridia ont perdu en moyenne 3 à 4,5 kilos (7 à 10 lb) de plus que les personnes qui avaient simplement suivi un régime hypocalorique et pris un placebo. Toutefois, il n'en demeure pas moins que cette perte de poids additionnelle peut améliorer la maîtrise de certaines conditions de santé associées à l'obésité, tel le diabète.

Meridia n'est pas sans risques. Le médicament cause une légère élévation de la pression sanguine. Chez certains, cette élévation est suffisante pour discontinuer la médication. Meridia n'est donc pas recommandé pour les gens présentant une hypertension artérielle non contrôlée, une cardiopathie, une fréquence cardiaque irrégulière ou des antécédents d'accident vasculaire cérébral. Si vous prenez Meridia, votre pression sanguine doit être surveillée de près. De plus, ce médicament ne peut être donné à la femme enceinte ou qui allaite parce que l'on ne connaît pas sa nocivité pour l'enfant.

Ses effets secondaires les plus souvent rapportés sont la céphalée, la sécheresse de la bouche, la constipation et l'insomnie. La sibutramine (Meridia) est un médicament disponible dans certains pays, dont les États-Unis. À la publication de cet ouvrage, ce médicament n'est pas encore disponible au Canada.

Inhibiteur des lipases gastro-intestinales

En avril 1999, le tout premier d'une nouvelle catégorie de médicaments pour maigrir, orlistat (Xenical), a été approuvé par la FDA et par la suite, au Canada et dans d'autres pays. Contrairement aux autres médicaments qui agissent sur le système nerveux central, Xenical agit uniquement sur le tube digestif et le corps l'élimine sans l'absorber.

Xenical inhibe les enzymes naturelles nécessaires à la digestion des matières grasses. Comme les fibres indigestibles des grains et légumes qui traversent entièrement le système digestif, environ 30% des gras font de même lorsqu'une personne prend Xenical. La posologie recommandée est de 120 mg, jusqu'à trois fois par jour, avec les repas contenant des graisses.

Toutefois, la perte de poids moyenne demeure faible et semblable à celle obtenue avec Meridia. Au cours des essais cliniques, chez la plupart des gens sous diète hypocalorique et ayant pris Xenical pendant un an, la perte de poids a été de 5 à 10% du poids initial. Dans une étude d'une durée de 1 an avec des personnes sous diète hypocalorique, celles qui avaient pris Xenical ont perdu en moyenne 10 kilos (22 lb), comparativement à 5,8 kilos (13 lb) pour celles qui avaient reçu un placebo. Cependant, les études d'une durée de 2 ans ont démontré que de 25 à 33% du poids perdu durant la première année est généralement repris au cours de la seconde année. Malgré tout, souvent la perte globale de poids qui en résulte est suffisante pour améliorer la santé.

Parce que le corps n'absorbe pas le médicament, l'orlistat ne produit pas d'effets secondaires graves, telle une anomalie des valvules cardiaques. Les effets indésirables ressentis se limitent habituellement à l'appareil digestif et ne sont souvent que temporaires :

• Écoulement rectal huileux ou léger saignement;
• Émission de gaz intestinaux avec écoulement;
• Transit intestinal soudain, créant une urgence;
• Selles grasses ou huileuses.

Environ 1 personne sur 5 prenant Xenical présente ces problèmes, mais les symptômes sont généralement légers. Plus vous mangez des matières grasses, plus les symptômes sont nombreux. Des études démontrent que durant la deuxième année, et parfois bien avant, les symptômes disparaissent. Dans un certain sens, les symptômes ont un effet de dissuasion, incitant les gens à ne pas manger d'aliments gras.

Parce que Xenical inhibe l'absorption de certains nutriments, le médecin peut recommander une multivitamine contenant les vitamines A, D, E et K, solubles dans le gras. Il faut prendre la multivitamine 2 heures avant ou 2 heures après Xenical.

Médicaments vendus sans ordonnance

Les produits amaigrissants vendus sans ordonnance ont rapporté des profits astronomiques aux fabricants. C'est une industrie dont les ventes augmentent régulièrement et se chiffrent dans les milliards de dollars. Malheureusement, vous ne pouvez compter sur eux pour alléger votre poids; ils n'allègent que votre porte-monnaie. De plus, certains produits amaigrissants vendus sans ordonnance font plus de tort que de bien.

La plupart prétendent vous aider à maigrir en augmentant votre métabolisme ou en supprimant votre appétit. Ils ont toutefois des effets secondaires potentiellement dangereux, et la perte de poids est presque toujours temporaire.

Examinons brièvement certains médicaments amaigrissants parmi les plus populaires, ce qu'ils font ou ne font pas pour vous.

Éphédrine

Un produit grand public parmi les plus populaires, Metabolife, est un supplément diététique herbacé dont les ventes ont totalisé des millions de dollars en 1998. Metab-O-Lite et MetaboMax sont similaires, mais leur principal ingrédient est l'éphédrine, une substance provenant de l'éphédra (*Ephedra sinica*), une plante asiatique, ou produite synthétiquement.

L'éphédrine a été longtemps utilisée pour soigner l'asthme, mais elle est aussi utilisée pour produire la méthamphétamine, une drogue de rue aussi connue sous le nom de «speed». Chimiquement, il y a peu de différence entre la méthamphétamine et l'éphédrine.

Ce médicament peut légèrement diminuer l'appétit. Il peut aussi causer de l'hypertension artérielle, une irrégularité de la fréquence cardiaque, de l'insomnie, de la nervosité, des tremblements, de l'épilepsie, une crise cardiaque, un accident vasculaire cérébral et même la mort.

Bien que l'on ait accumulé des centaines de rapports sur les effets néfastes de l'éphédrine, et même des décès, les suppléments diététiques herbacés n'étant pas des médicaments, les organismes qui régissent les aliments et drogues ne peuvent les approuver ou les bannir. Afin d'assurer une certaine sécurité, ces organismes recommandent une limite de moins de 8 mg d'éphédrine par portion d'un produit et un maximum de 7 jours d'utilisation, ce qui rend le produit inutile en tant qu'aide diététique.

Même si Metabolife ou autres produits contenant de l'éphédrine pouvaient aider à maigrir, il faudrait en prendre continuellement. La sécurité de l'utilisation à court terme de l'éphédrine pour maigrir est douteuse et ses effets secondaires à long terme ne sont pas connus.

Chitosan

Le chitosan est un supplément diététique dérivé de la chitine, un amidon provenant des squelettes de crevettes, des crabes et autres crustacés. Parce que le chitosan n'est pas digéré, il traverse l'appareil digestif sans être absorbé et n'ajoute donc pas de calories. La composition chimique du chitosan lui permet de se lier aux aliments gras, empêchant ainsi l'absorption d'une partie des gras alimentaires. Toutefois, une étude a démontré que la perte de poids n'est pas meilleure avec du chitosan qu'avec un placebo.

Acide hydroxycitrique

Provenant de la garcinie (*Garcinia cambogia*), une plante de l'Inde, l'acide hydroxycitrique est un ingrédient communément utilisé dans les produits herbacés amaigrissants. Les marques populaires sont Citrus Slim Gum, CitriMax et CitraLean. Une étude publiée en 1998 dans le *Journal of the American Medical Association* concluait que cette plante était inefficace pour favoriser une perte de poids. Dans cette même étude, les gens ayant pris de l'acide hydroxycitrique et suivi une diète hypocalorique n'avaient pas perdu plus de poids que ceux ayant suivi la même diète et pris un placebo. En fait, les gens qui avaient pris le placebo avaient maigri un peu plus.

Millepertuis commun ou herbe de la Saint-Jean

Cette plante médicinale porte le nom scientifique de *Hypericum perforatum*. Des études européennes suggèrent que le millepertuis aurait une action antidépressive. Selon le FDA, l'innocuité et l'efficacité de ce produit sont encore à prouver pour la perte de poids, et la plante peut interagir avec certains médicaments sur ordonnance.

5-hydroxy-L-tryptophane (5-HTP)

Vendu sous des noms de marque tels que Natrol, Natural Balance et Solaray, cet extrait des graines d'une plante contient un contaminant relié à un désordre sanguin rare et potentiellement fatal. Chimiquement, le 5-hydroxytriptophane est relié au L-tryptophane, un supplément diététique banni en 1990, après que des chercheurs y aient découvert le même contaminant que celui trouvé précédemment dans le 5-hydroxytriptophane.

Diurétiques et laxatifs herbacés

Ils font perdre de l'eau, et en conséquence du poids, mais pas de graisse. Ils peuvent abaisser les niveaux de potassium et ainsi causer des problèmes cardiaques et musculaires. Si vous utilisez ces laxatifs trop longtemps, vos intestins deviennent paresseux et dépendants.

Caféine

Quelques études indiquent que chez les gens physiquement actifs ayant une diète hypocalorique, la consommation de grandes quantités de caféine ou autres stimulants accélèrent légèrement la perte de poids. Cependant, en grande quantité, la caféine cause de la nervosité, de l'irritabilité, de l'insomnie et de l'hypertension. Combinée à d'autres stimulants, telle l'éphédrine, ses effets secondaires s'aggravent.

Coupe-faim

Les médicaments coupe-faim ou suppresseurs de l'appétit, tels Dexatrim et Appedrine, contiennent du chlorhydrate de phényl-propanolamine, un stimulant utilisé dans les médicaments contre la toux et le rhume. Ces médicaments sont probablement sécuritaires, sauf en présence d'hypertension artérielle ou de problèmes cardiaques. Cependant, vous devez quand même maîtriser votre appétit lors de l'arrêt des médicaments, car vous reprenez le peu de kilos perdus.

Pyruvate

Ce populaire supplément diététique amaigrissant peut légèrement contribuer à la perte de quelques kilos, selon des études publiées dans l'*American Journal of Clinical Nutrition*. Il est facile de trouver du pyruvate, sous forme d'acide pyruvique. Le corps en produit durant la digestion des glucides et des protéines. Il est aussi présent dans plusieurs aliments, tels les pommes rouges, le fromage et le vin rouge. Le pyruvate semble sécuritaire, mais des études plus poussées sont nécessaires pour confirmer sa capacité d'augmenter le métabolisme, diminuer l'appétit et faire maigrir.

Avertissement

Les gens ont tendance à utiliser moins prudemment les médicaments herbacés et vendus sans ordonnance que les produits sur ordonnance, en prennent souvent trop ou les mélangent avec d'autres médicaments. De plus, parce que la fabrication de produits herbacés n'est pas réglementée, vous ne savez pas vraiment ce que vous achetez.

Si votre poids vous inquiète ou aggrave une condition médicale existante, voyez votre médecin. Que vous ayez 2 ou 45 kilos (5 ou 100 lb) à perdre, vous devez manger correctement et faire de l'exercice pour maîtriser votre poids. Au mieux, les médicaments vendus sans ordonnance ne peuvent que vous aider à perdre quelques kilos temporairement, et pour très peu de temps. Ces produits amaigrissants sont plus nocifs qu'utiles.

Suppléments vitaminiques

La meilleure façon d'obtenir tous les minéraux et vitamines dont le corps a besoin est une diète nutritive et équilibrée. Voici des cas où un supplément vitaminique est approprié :

Régime très faible en calories. Si vous prenez moins de 4 185 kJ (1 000 cal) par jour, un supplément est parfois nécessaire. Un régime très faible en calories limite la variété et la quantité d'aliments que vous prenez, et en conséquence, réduit la variété et la quantité d'éléments nutritifs que votre corps absorbe. Ne suivez jamais un régime très fortement hypocalorique sans surveillance médicale.

Diète spéciale. Si à cause d'une intolérance ou allergie alimentaire, une diète limite la variété des aliments, un supplément est peut-être conseillé. Si vous êtes végétarien et éliminez tous les produits de provenance animale, un supplément de vitamine B-12 est parfois nécessaire.

Si vous ne mangez aucun produit laitier et ne recevez pas au moins 15 minutes par jour de soleil sur les mains ou le visage, vous pouvez avoir besoin de suppléments de calcium et de vitamine D.

Âge : 65 ans ou plus. À cet âge, des problèmes de santé peuvent contribuer à une mauvaise diète et créer des carences de vitamines et de minéraux. Un manque d'appétit se manifeste aussi parfois, et une diminution du goût et de l'odorat est possible. Il arrive aussi que la dépression ou les problèmes dentaires empêchent de bien manger. De plus, il se peut que le corps n'ait plus la même capacité d'absorber les vitamines B-6, B-12 et D.

Ménopause. À la ménopause, une femme peut avoir de la difficulté à obtenir l'apport recommandé de calcium et de vitamine D sans prendre de suppléments. Le calcium et la vitamine D aident à prévenir l'ostéoporose.

Alimentation déficiente. Lorsque l'on mange seul, il se peut que l'on ne prenne pas suffisamment d'aliments nutritifs.

Tabagisme. L'utilisation des produits du tabac diminue les niveaux de vitamines et autres nutriments dans le sang et les tissus, plus spécialement ceux de la vitamine C.

Consommation abusive d'alcool. L'alcool peut interférer avec la digestion et l'absorption de la thiamine, de l'acide folique et des vitamines A, D et B-12. Consommer trop d'alcool, c'est prendre plus qu'un verre par jour pour une femme qui n'est pas enceinte, ou plus de deux verres par jour pour un homme.

Grossesse ou allaitement. Il faut de plus grandes quantités d'acide folique et de fer durant la grossesse et la période d'allaitement, et commencer à prendre des suppléments avant la grossesse.

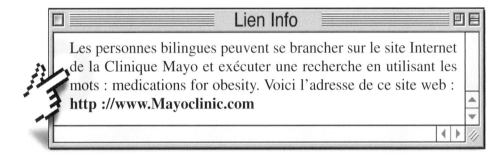

Lien Info

Les personnes bilingues peuvent se brancher sur le site Internet de la Clinique Mayo et exécuter une recherche en utilisant les mots : medications for obesity. Voici l'adresse de ce site web : **http ://www.Mayoclinic.com**

Chapitre 13

Interventions chirurgicales pour maigrir

Mémo

- Si vous êtes fortement obèse et que rien d'autre ne vous a aidé à maigrir...
- Si vous avez des problèmes de santé qu'une perte de poids peut améliorer...
- Si vous êtes disposé à modifier à long terme vos habitudes de vie...
- Si vous comprenez parfaitement les risques encourus...
- Alors, pensez à une intervention chirurgicale pour maigrir.

L a chirurgie amaigrissante n'est pas un moyen facile de régler un problème de surcharge pondérale, mais parfois l'intervention chirurgicale peut accomplir ce que l'exercice et une diète saine n'ont su faire. Une intervention chirurgicale pour maigrir est généralement réservée aux personnes ayant un poids excessif et des problèmes de santé sérieux reliés à l'obésité.

Le plus souvent, une intervention chirurgicale pour maigrir produit deux effets. Elle scelle une partie de l'estomac, limitant la quantité de nourriture que l'on peut prendre sans inconfort. Ensuite, par un effet secondaire connu sous le nom de «syndrome de chasse» ou «dumping syndrome», elle empêche de manger des sucreries très caloriques. De même, ingurgiter une boisson gazeuse lorsque l'estomac est vide provoque un déplacement trop rapide du liquide dans le tube digestif et l'apparition des symptômes suivants : diarrhée, sudation et tremblements.

Seule, l'intervention chirurgicale ne règle pas un problème de poids. Cependant, si le patient est déterminé à maigrir et que l'intervention chirurgicale s'accompagne d'une diète saine, d'activité physique et d'une conception positive de l'avenir, les chances de perdre presque toute la surcharge pondérale et ne pas la reprendre devient possible. Une étude rapporte qu'après une intervention chirurgicale, près de 3 patients sur 4 avaient perdu au moins la moitié de leur surpoids.

Candidats à la chirurgie amaigrissante

Si après avoir essayé de maigrir, vous êtes demeuré très obèse et avez des problèmes de santé reliés à votre poids, une intervention chirurgicale devient peut être nécessaire.

Mais auparavant, vous devrez vous assurer d'avoir mis tout en oeuvre pour faire de l'exercice physique, modifier vos habitudes alimentaires et les autres aspects de votre vie ayant contribué à votre surpoids. L'intervention chirurgicale ne peut remplacer ces mesures, et en réalité, le succès de l'intervention dépend en grande partie de votre détermination à respecter scrupuleusement les recommandations qui vous sont données concernant les choix alimentaires et l'exercice physique.

C'est la raison pour laquelle les candidats à une telle intervention doivent rencontrer des professionnels de la santé exerçant différentes disciplines. Un médecin évalue le besoin d'une intervention, explique comment elle modifie la façon dont le corps reçoit et absorbe les nutriments dont il a besoin, et discute de l'importance du respect rigoureux des recommandations nutritionnelles. Le médecin élabore aussi un suivi à long terme après l'intervention. Un nutritionniste aide à faire des choix alimentaires sains avant et après l'intervention. Un psychologue discute des problèmes sociaux ou psychologiques auxquels le patient pourrait être confronté, et contribue également à modifier les habitudes de vie favorisant l'exercice et une alimentation équilibrée.

Un chirurgien évalue le candidat potentiel à l'intervention chirurgicale. S'il juge le candidat admissible, l'intervention chirurgicale est prévue au calendrier. Même après l'intervention, le patient doit rencontrer des professionnels de la santé au moins tous les 3 mois durant la première année suivant l'intervention, et annuellement par la suite afin qu'ils puissent l'aider à apporter les changements requis dans sa vie.

Vous pourriez être candidat à une telle intervention si vous êtes dans l'une de ces deux catégories :

Indice de masse corporelle supérieur à 40

Votre médecin considérera peut-être une intervention chirurgicale pour maigrir si votre indice de masse corporelle (IMC, voir la page 26) est supérieur à 40, une indication d'obésité sévère. Le nombre de kilos en trop dépend du ratio entre la taille et le poids. Un homme de taille moyenne a généralement un IMC de 40 lorsqu'il pèse 127 kg (280 lb), et une femme 109 kg (240 lb). (Pour calculer votre IMC, lire la page 28).

Problèmes de santé reliés au poids

Habituellement, les médecins de la Clinique Mayo n'ont pas recours à la chirurgie uniquement parce que vous avec un IMC supérieur à 40, sauf si vous présentez un risque élevé de problèmes de santé sérieux, fondé sur votre style de vie ou vos antécédents familiaux. Votre problème de santé relié au poids doit également être susceptible d'amélioration à la suite d'une perte de poids. Un excès de poids peut causer plusieurs problèmes médicaux, entre autres : hypertension artérielle, cardiopathie, diabète, arthrose et apnée du sommeil d'origine obstructive, laquelle cause durant le sommeil des arrêts respiratoires temporaires mais répétés, vous tirant d'un sommeil profond et empêchant le repos, créant ainsi une fatigue durant la journée.

Dans certains cas, les médecins de la Clinique Mayo auront recours à une intervention chirurgicale pour maigrir même si votre IMC n'est que de 35, et si des problèmes de santé reliés à votre

IMC le réclament. Certains centres de santé procèdent à l'intervention même sans problème de santé déclaré, en autant que l'IMC est supérieur à 40, afin d'éviter d'éventuels problèmes.

Fonctionnement de l'appareil digestif

Lorsque vous comprenez bien le fonctionnement de l'appareil digestif, il est plus facile de saisir de quelle façon une intervention chirurgicale peut contribuer à réduire le poids. Après avoir mastiqué et avalé un aliment, les muscles de l'œsophage le propulsent dans l'estomac, lequel peut contenir environ 1,8 litres (60 oz liq.) d'aliments à la fois. Les sucs gastriques et le barattage produit par les muscles de l'estomac transforment la nourriture en un mélange pratiquement liquide.

À travers un sphincter (valvule), appelé le pylore, le contenu de l'estomac est ensuite graduellement déversé dans l'intestin grêle, lequel mesure environ 5,5 m (18'). C'est dans l'intestin grêle que la plupart des éléments nutritifs sont absorbés dans le sang.

Après avoir traversé l'intestin grêle, le résidu alimentaire entre dans le côlon ou gros intestin qui élimine les particules et autres déchets alimentaires non absorbés ou digérés.

Interventions chirurgicales

Depuis le début des interventions chirurgicales pour maigrir, vers 1950, les médecins ont eu recours à plusieurs techniques opératoires pour réduire le poids. De nos jours, les interventions les plus courantes se rangent dans l'une des deux catégories suivantes.

La première fait appel à un cercle ou à des agrafes pour créer un sac dans le haut de l'estomac, la partie où pénètrent les aliments provenant de l'œsophage. Ce sac peut contenir au maximum 50 à 60 grammes de nourriture, bien qu'il puisse plus tard s'étirer pour en contenir beaucoup plus. Après l'intervention, vous ne pouvez prendre que quelques bouchées de nourriture à la fois sans sentir d'inconfort ou de nausées.

La deuxième catégorie crée aussi un petit sac, mais en ajoutant une dérivation (by-pass) qui contourne une partie de l'intestin grêle. Ce genre d'intervention a un double objectif : réduire la quantité de nourriture que vous pouvez prendre et diminuer le nombre de calories que le corps absorbe.

Voici certaines interventions classées dans ces deux catégories :

Dérivation de l'intestin grêle

Voici un exemple d'une intervention de la deuxième catégorie, et il s'agit de la première intervention qui a été faite pour traiter l'obésité. Elle crée une dérivation par laquelle les aliments passent de l'estomac au côlon, en contournant presque complètement l'intestin grêle. Ainsi, la plupart des aliments que vous mangez ne viennent pas en contact avec la portion de l'intestin responsable de l'absorption et la plus grande partie de l'apport alimentaire est perdue.

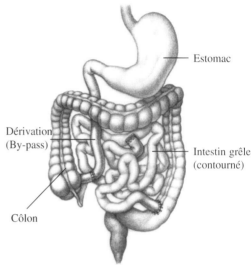

Cette intervention permet une grande perte de poids, mais entraîne aussi des complications graves: insuffisance hépatique, arthrite, calculs rénaux et diarrhées sévères. C'est pourquoi elle n'est plus pratiquée. Plusieurs médecins recommandent aux personnes qui l'ont subie de se soumettre à une intervention d'inversion lorsque des complications se manifestent.

La dérivation de l'intestin grêle (shunt jéjuno-iléal) entraîne directement les aliments de l'estomac au côlon. Si vous avez déjà subi cette intervention qui ne se pratique plus aujourd'hui, et éprouvez des problèmes médicaux sérieux qui lui sont reliés, voyez votre médecin pour demander une inversion du processus.

Gastroplastie horizontale par agrafage

Par cette intervention chirurgicale, l'estomac est divisé en deux sections : une petite dans sa partie supérieure et une grande dans sa partie inférieure.

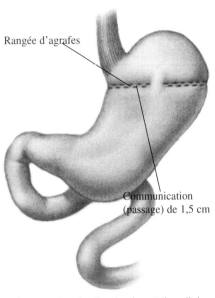

Rangée d'agrafes

Communication
(passage) de 1,5 cm

La gastroplastie horizontale divise votre estomac en deux sections : une petite dans le haut et une grande dans le bas, laissant une communication (passage) entre les deux.

La première technique consiste à utiliser deux rangées d'agrafes placées à l'horizontale pour diviser l'estomac en deux sections, laissant une communication (passage) d'environ 1,75 cm entre elles. Bien que cette procédure soit plus rapide et un peu plus sécuritaire que certaines autres, la perte de poids a été décevante, probablement parce que l'ouverture (passage) se dilate et se distend graduellement, anéantissant le résultat de l'intervention. La plupart des chirurgiens ont abandonné cette procédure.

Une autre technique, particulièrement populaire en Europe, est appelée **cerclage gastrique**. Pour diviser l'estomac, au lieu d'agrafes, le chirurgien utilise une bande qui entoure l'estomac et le resserre à la manière d'une ceinture, créant une communication étroite entre les deux sections et empêchant également l'ouverture de se dilater et se distendre. Les chirurgiens arrivent à procéder à cette intervention par laparoscopie en insérant, par de petites incisions, un laparoscope muni d'une caméra miniature. De nombreux médecins américains émettent des réserves quant aux effets secondaires de cette intervention qu'ils ne pratiquent pas, la jugeant expérimentale.

Gastroplastie verticale par agrafage

Voici un exemple d'une intervention de la première catégorie, laquelle est destinée à diviser l'estomac en deux sections. Elle ne comporte aucune dérivation. À l'aide d'une agrafeuse chirurgicale, le chirurgien divise l'estomac en créant une partie supérieure et une partie inférieure. La partie supérieure est petite et se vide dans la partie inférieure, soit le reste de l'estomac.

Le chirurgien entoure d'un collier en plastique non extensible l'ouverture d'environ 1,5 cm qui est laissé entre les deux parties. Cet anneau ou collier empêche l'ouverture de se dilater et se distendre, car si elle se dilate suffisamment, les deux parties n'en forment alors qu'une seule, annulant le but visé par l'intervention.

On a donné à cette intervention le nom de gastroplastie verticale par agrafage parce que les agrafes créant la partie supérieure de l'estomac sont posées verticalement et que l'ouverture de la partie supérieure est renforcée. Environ 3 personnes ayant subi cette intervention sur 10 ont perdu éventuellement la moitié de leur surpoids. Environ

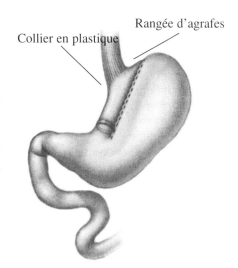

Une gastroplastie verticale divise votre estomac en deux sections. La section du haut contient environ 30 ml de nourriture, de sorte que vous ressentez plus rapidement une sensation satde iété. La nourriture quitte la section supérieure par une petite ouverture renforcée au moyen d'un collier en plastique afin de prévenir la dilation de cette ouverture.

7 sur 10 ont perdu un peu de poids, mais plusieurs ne réussissent pas à maintenir la perte de poids initiale. Il se peut qu'elles s'habituent à prendre moins d'aliments à la fois, en continuant à manger des aliments hypercaloriques, sans faire d'exercice. De plus, si cette intervention permet de limiter la quantité de nourriture solide que vous pouvez manger, la crème glacée, les laits fouettés et autres liquides hypercaloriques ou les sucreries molles glissent par l'ouverture qui n'offre que peu de résistance. La chirurgie seule est insuffisante.

La principale complication de cette intervention est le rétrécissement de l'ouverture renforcée, ce qui se produit dans environ 1 cas sur 50. Un tel rétrécissement empêche le passage des aliments dans la partie inférieure de l'estomac, causant des vomissements répétés et souvent des brûlures d'estomac. Pour

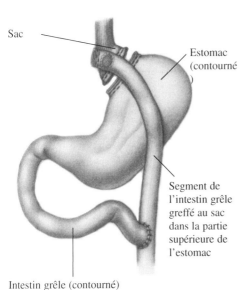

Sac

Estomac (contourné)

Segment de l'intestin grêle greffé au sac dans la partie supérieure de l'estomac

Intestin grêle (contourné)

La dérivation gastro-intestinale crée un petit sac dans la partie supérieure de l'estomac et une dérivation qui contourne presque tout l'estomac et une partie de l'intestin grêle. La plupart des chirurgiens préfèrent cette procédure.

corriger ce problème, une nouvelle intervention est parfois nécessaire et peut se faire en clinique externe. Le chirurgien introduit, par la bouche du patient, un tube de dilatation flexible qu'il dirige jusqu'à l'ouverture rétrécie pour la dilater.

By-pass gastrique ou dérivation gastro-intestinale

C'est l'intervention chirurgicale pour maigrir que les médecins recommandent le plus. Elle se classe dans la deuxième catégorie, intervention faisant appel à une petite section d'estomac et une dérivation contournant une partie de l'intestin grêle.

Le chirurgien ferme complètement l'estomac avec des agrafes, ne créant qu'un tout petit sac d'une capacité d'environ 15 ml. Il coupe ensuite l'intestin grêle qu'il greffe directement au petit sac supérieur. En contournant le reste de l'estomac et le duodénum, la première partie de l'intestin grêle, la dérivation dirige la nourriture directement dans la partie médiane du petit intestin, le jéjunum, limitant ainsi l'absorption des calories.

Même si la nourriture ne pénètre jamais dans la partie inférieure de l'estomac, cette dernière demeure saine et continue à sécréter des sucs gastriques qui se rendent dans l'intestin grêle.

La plupart des chirurgiens préfèrent cette intervention parce qu'elle s'avère sécuritaire et cause moins de complications. La recherche démontre également qu'elle favorise une perte de poids qui se maintient habituellement. La plupart des gens perdent au moins la moitié de leur surcharge pondérale.

Un effet secondaire rare mais possible est un rétrécissement de l'ouverture entre l'estomac et l'intestin grêle, lequel peut parfois exiger une intervention chirurgicale pour corriger la situation ou, plus couramment, une intervention en clinique externe pour dilater l'ouverture au moyen d'un tube inséré par la bouche.

D'autres effets secondaires courants mais moins graves sont une carence en fer, nécessaire pour la régénération des globules rouges, et en vitamine B-12 nécessaire à la régénération des globules blancs et au bon fonctionnement des nerfs. Toutes les personnes qui subissent une dérivation gastrique devraient prendre quotidiennement une multivitamine contenant du fer, des suppléments de calcium et recevoir des injections mensuelles de vitamine B-12 toute leur vie. La carence en fer présente un problème chez la femme avant la ménopause, ce qu'elle peut éviter en prenant des comprimés de fer.

Les autres effets secondaires potentiels de cette intervention chirurgicale sont le «symptôme de chasse» ou «dumping syndrome» (voir la page 213),et un ulcère susceptible de se développer au site de la suture de l'intestin grêle et de l'estomac. C'était autrefois un problème sérieux qui ne se présente maintenant que chez 1 patient sur 100. Une thérapie médicamenteuse guérit souvent cet ulcère, mais il est parfois nécessaire de recourir à une correction chirurgicale.

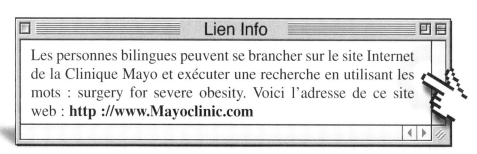

Lien Info

Les personnes bilingues peuvent se brancher sur le site Internet de la Clinique Mayo et exécuter une recherche en utilisant les mots : surgery for severe obesity. Voici l'adresse de ce site web : **http ://www.Mayoclinic.com**

Réactions post-opératoires

Peu importe l'intervention chirurgicale, en perdant du poids au cours des quelques mois qui suivent, vous sentirez certaines réactions à cette perte soudaine de poids :

- Sensation d'être fatigué, comme si vous étiez grippé;
- Sensation d'avoir froid, même lorsque les autres se sentent confortables;
- Sécheresse de la peau;
- Perte temporaire des cheveux.

Une hernie ou une faiblesse peut également se développer au site de l'incision, ce qui se produit chez environ 15% des gens qui ont subi une intervention chirurgicale pour maigrir. Cette hernie exige habituellement une réparation chirurgicale éventuelle, selon les symptômes et l'étendue du point faible.

Plus vous perdrez de poids rapidement, plus vous perdrez de tissu maigre et de tissu musculaire en même temps que du tissu graisseux. C'est la raison pour laquelle il est important de faire des exercices physiques en maigrissant. L'exercice contribue à reconstruire les muscles pendant que vous perdez du tissu adipeux.

Adaptation

Plusieurs personnes sous-estiment les ajustements physiques et sociaux nécessaires après une intervention chirurgicale de ce genre. Votre estomac a environ la taille d'un œuf. Dans les 6 mois qui suivent l'intervention, si vous mangez trop ou trop rapidement, vous sentez soit une douleur intense d'une durée d'environ 30 minutes sous le sternum, soit que vous vomissez. Au lieu de prendre trois repas normaux par jour, vous devrez en prend entre 4 et 6, d'environ 60 ml (2oz). La plupart des gens savent rapidement quelle est la quantité de nourriture qu'ils peuvent prendre à la fois. Avec le temps, cette quantité de nourriture augmente lentement. Environ 1 an après l'intervention, vous pouvez probablement prendre la moitié ou les trois quarts d'un sandwich, à condition de le manger lentement et sur une période de 45 minutes.

Au début, il est surtout difficile de s'adapter aux repas de groupe ou aux repas pris au restaurant. Pendant que les autres mangent un repas normal, vous ne pouvez prendre que quelques bouchées. Votre image corporelle change également et exige aussi une adaptation. Votre nouvelle apparence est susceptible de changer vos relations avec vos amis, votre famille, même votre partenaire, causant de la tension, de l'anxiété et de la dépression. C'est l'une des raisons pour lesquelles on vous demande de voir un psychologue au moment de votre évaluation avant l'intervention chirurgicale.

Détermination

L'intervention chirurgicale pour maigrir ne provoque pas de miracle. Bien que vous puissiez espérer une perte de poids que vous serez capable de maintenir, spécialement après une dérivation gastro-intestinale, vous avez toujours la responsabilité des modifications incontournables de vos habitudes alimentaires et de votre activité physique. Toutefois, en maigrissant, la fierté et le sentiment de réussite que vous ressentirez, de même que la conscience d'être en meilleure santé, vous récompenseront également.

Liposuccion

La liposuccion est une intervention esthétique et n'est pas un moyen de maigrir. Le chirurgien pratique de petites incisions pour insérer un mince tube sous la peau, et aspire ensuite des cellules adipeuses. Cette technique est le plus souvent utilisée pour les cuisses et l'abdomen chez la femme, et sur les côtés, les «poignées d'amour», chez l'homme.

Même si la liposuccion s'est améliorée et permet au chirurgien d'enlever plusieurs kilos, cette intervention ne constitue pas un traitement de l'obésité. La liposuccion est une procédure de modelage corporel pour les gens ayant un poids normal ou presque normal, mais des problèmes de graisse mal placée, des dépôts de gras qui refusent de partir malgré une diète saine et de l'exercice.

La liposuccion augmente le risque de complications chez les personnes atteintes de conditions médicales reliées au poids, tels un diabète et une cardiopathie.

Recettes

V oici des recettes utilisant certains aliments répertoriés dans les menus quotidiens de 5 000 kJ (1 200 cal) et de 5 800 kJ (1 400 cal) suggérés au chapitre 7 (pages 113-119). Vous trouverez des recettes additionnelles dans le Guide couleur d'une saine alimentation (aux pages G7-G16). Toutes les recettes présentées dans ce livre sont tirées du *Mayo Clinic / Williams-Sonoma Cookbook*.

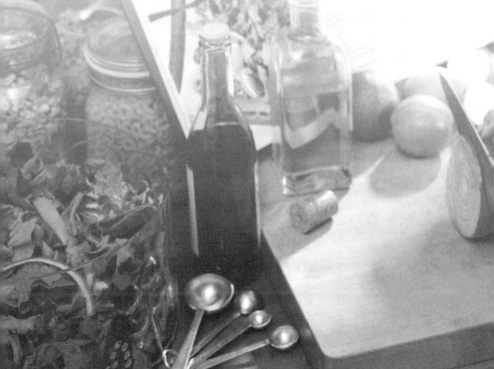

Jus soleil

Le germe de blé, l'embryon du grain de blé, lequel est séparé au moulin, foisonne de fibres. Les fraises et les pêches ajoutent de la fibre et de la vitamine C. Cette boisson aux fruits commence merveilleusement bien la journée ou termine agréablement un repas.

Portions : 2   **Préparation :** 5 minutes
250 ml (2 t ou 8 oz (250 g) de fraises fraîches, équeutées
1 pêche, pelée, dénoyautée, et grossièrement hachée
125 ml (1/2 t ou 4 oz) de lait sans gras
30 ml (1 c. à table) de germe de blé
15 ml (1 c. à table) de miel
3 glaçons

• Dans le mélangeur, déposer les fraises, la pêche, le lait, le germe de blé, le miel et les glaçons. Mélanger jusqu'à ce que la préparation soit onctueuse, soit environ 20 secondes.
• Pour servir, diviser dans deux verres.

Poulet à la Provençale et au fenouil

Le braisage des poitrines de poulet, du fenouil, des tomates et de l'ail, accentué par l'arôme du zeste d'orange, rappelle un plat régional du sud de la France.

Portions : 6   **Préparation :** 25 minutes   **Cuisson :** 30 minutes
6 petits bulbes de fenouil parés, ou 1,5 kg (3 lb) en tout
2 tomates coupées en dés, ou 455 g (14 1/2 oz) de tomates en conserve coupées en dés, égouttées
60 ml (1/4 t ou 2 oz liq.) de vin blanc sec
15 ml (1 c. à table) de zeste d'orange râpé
3 gousses d'ail, émincées
10 ml (2 c. à thé) de vinaigre balsamique
1 pincée de flocons de piment rouge
6 demi-poitrines de poulet, sans peau de 155 g (5 oz) chacune, tout gras visible enlevé
30 ml (2 c. à table) de persil italien frais, haché

- Couper chaque bulbe de fenouil en deux dans le sens de la longueur jusqu'à la base. Recouper chaque moitié en 4 pointes.
- Dans une grande poêle antiadhésive, mélanger les tomates, le vin, le zeste d'orange, l'ail, le vinaigre et les flocons de piment. Cuire sur feu moyen, en brassant occasionnellement, jusqu'à ébullition. Réduire le feu.
- Déposer les morceaux de poulet et de fenouil sur le mélange de tomates et les arroser légèrement avec la sauce. Couvrir et cuire à feu doux jusqu'à ce que le poulet soit opaque de part en part et que le fenouil soit tendre, environ 25 minutes. À l'aide d'une louche trouée, déposer le poulet et les légumes dans un plat chaud.
- Augmenter le feu au maximum et cuire la sauce environ 5 minutes, en brassant occasionnellement, jusqu'à épaississement. Verser la sauce sur le poulet et les légumes et garnir de persil.
- Pour servir, diviser également.

Frittata aux épinards et à la sarriette

Cette recette vous permet de déguster une omelette sans cholestérol, faite d'un produit d'œuf pasteurisé plutôt qu'avec 6 œufs. 1,25 l (5 t) ou 155 g (5 oz) d'épinards frais, cuits à l'étuvée, ou 315g (10 oz) d'épinards décongelés fournissent une portion de légume.

Portions : 6 **Préparation :** 15 minutes **Cuisson :** 20 minutes

375 ml (1 1/2 t ou 12 oz liq.) de produit d'œuf pasteurisé

30 ml (2 c. à table) de sarriette d'été fraîche 10 ml (2 c. à thé) de sarriette d'été séchée

15 ml (1 c. à table) d'eau

15 ml (1 c. à table) d'huile d'olive

250 ml (1 t) ou 250 g (8 oz) d'épinards hachés, cuits

2 poireaux, tranchés finement

180 ml (3/4 t) ou 105 g (3 1/2 oz) de pois verts, frais, cuits ou de pois verts décongelés

7,5 ml (1/2 c. à thé) de poivre moulu

60 ml (1/4 t) ou 30 g (1 oz) de fromage suisse ou gruyère râpé

60 ml (1/4 t) ou 30 g (1 oz) de poivron rouge émincé

- Dans un bol, battre ensemble l'œuf, la sarriette d'été et l'eau.
- Dans une grande poêle antiadhésive, chauffer l'huile à feu moyen. Y mettre les épinards, les poireaux, les pois et le piment. Cuire en brassant fréquemment, jusqu'à ce que les poireaux soient tendres, soit environ 10 minutes. Transférer le tout dans un bol.
- Afin d'empêcher le mélange de coller, essuyer la poêle et vaporiser un antiadhésif sous pression et le remettre sur la cuisinière à feu moyen. Y verser les légumes en les répartissant également et couvrir du mélange d'œuf, qui pourrait ne pas couvrir tous les légumes. Cuire en agitant le poêlon de temps en temps pour empêcher l'omelette de coller, jusqu'à ce que le mélange d'œuf soit ferme dans les bords, mais mou et coulant au centre, environ 3 minutes.
- Parsemer de fromage et de piment. Couvrir et cuire en agitant de temps en temps, jusqu'à ce que le mélange d'œuf soit ferme et que le fromage soit fondu, soit environ 3 minutes de plus.
- Servir l'omelette chaude, tiède ou froide, coupée en pointes.

Salade de poulet et de riz sauvage

Du jus de fruit frais dans une salade en rehausse la saveur et la texture sans ajouter de gras. Tentez de remplacer le jus d'ananas suggéré dans cette recette par d'autres jus et nectars. Le jus d'orange se marie également très bien au poulet et au riz sauvage.

Portions : 6 **Préparation** : 20 minutes

60 ml (1/4 t ou 2 oz liq.) de jus d'ananas
22 ml (1 1/2 c. à table) de vinaigre de vin blanc
15 ml (1 c. à table) de moutarde de Dijon
3 gousses d'ail, écrasées au presse-ail
7,5 ml (1/2 c. à thé) de poivre moulu
22 ml (1 1/2 c. à table) d'huile d'olive
1,5 l (6 t) ou 1 kg (32 oz) de riz sauvage, cuit et refroidi
750 ml (3 t) ou 500 g (1 lb) de blanc de poulet, cuit et émietté
1 poivron rouge, équeuté, épépiné et coupé en carrés de 12 mm (1/2")
6 oignons verts, tranchés finement, y compris les parties vertes

125 ml (1/2 t) ou 10 g (1/3 oz) de basilic frais
22 ml (1 1/2 c. à table) de câpres, égouttées
750 ml (3 t) ou 140 g (4 1/2 oz) de laitue romaine émincée

* Dans un grand bol, mélanger le jus d'ananas, le vinaigre, la moutarde, l'ail et le poivre. Ajouter l'huile d'olive et bien mélanger.
* Ajouter le riz sauvage, le poulet, le poivron, les oignons verts, le basilic et les câpres. Mélanger pour bien enrober de sauce.
* Ajouter la laitue et bien mélanger le tout.
* Pour servir, diviser également.

Sauté de champignons et de tofu à la Thaïlandaise

Dans ce plat d'inspiration asiatique, la riche texture des champignons et celle du tofu sont aromatisées d'odeurs appétissantes de beurre d'arachide et d'huile de sésame, le tout agrémenté de pois mange-tout et de châtaignes d'eau. À servir avec du riz vapeur brun ou blanc.

Portions : 6 **Préparation :** 25 minutes   **Cuisson :** 10 minutes
60 ml (1/4 t) ou 60 g (2 oz) de beurre d'arachide crémeux, allégé en gras
30 ml (2 c. à table) de sauce de soja, allégée en sodium
30 ml (2 c. à table) de jus de lime
80 ml (1/3 t ou 3 oz liq.) d'eau
10 ml (2 c. à thé) d'huile de sésame
10 ml (2 c. à thé) de fécule de maïs
7,5 ml (1/2 c. à thé) de flocons de piment rouge
375 g (12 oz) de champignons pleurotes, émincés
250 g (8 oz ou 1/2 lb) de pois mange-tout, parés
250 g (8 oz) de châtaignes d'eau en conserve, rincées et égouttées
500 g (1 lb) de tofu ferme, coupé en cubes de 12 mm (1/2")
125 ml (1/2 t) ou 20 g (2/3 oz) de feuilles de coriandre fraîches, émincées

* Dans un petit bol, mélanger le beurre d'arachide, la sauce de soja et le jus de lime jusqu'à l'obtention d'un mélange onctueux. Ajouter l'eau, l'huile de sésame, la fécule de maïs et les flocons de piment, et bien mélanger.

- Vaporiser un antiadhésif dans un wok ou une grande poêle et chauffer à feu moyen. Ajouter les champignons et les faire sauter jusqu'à brunissement, environ 4 minutes. Ajouter les pois mange-tout, et continuer à faire sauter jusqu'à que les pois soient attendris mais encore croquants, soit 2 ou 3 minutes.
- Ajouter le mélange de beurre d'arachide, les châtaignes d'eau et le tofu et faire sauter jusqu'à épaississement de la sauce, environ 1 minute.
- Transférer dans un plat de service. Garnir de feuilles de coriandre.

Soupe aux carottes, parfumée au gingembre

Parce que les carottes sont disponibles à l'année, cette soupe convient à toutes les saisons. En hiver, elle constitue une entrée chaude dont l'odeur de gingembre séduira les convives. Lorsqu'il fait chaud, servez cette soupe glacée comme boisson rafraîchissante.

Portions : 6   **Préparation :** 15 minutes + 4 heures au réfrigérateur
Cuisson : 25 minutes
15 ml (1 c. à table) d'huile d'olive
6 grosses carottes, pelées et coupées grossièrement
1 oignon, tranché finement
2 branches de céleri, tranchées finement
45 ml (3 c. à table) de feuilles de céleri émincées
500 ml (2 t ou 16 oz liq.) d'eau
500 ml (2 t ou 16 oz liq.) de bouillon de légumes en conserve
1 tranche de pain de blé entier, déchirée en morceaux
60 ml (1/4 t ou 2 oz liq.) de lait évaporé, sans gras
125 ml (1/2 t) ou 15 g (1/2 oz) d'oignons verts, tranchés finement, y compris les parties vertes
30 ml (2 c. à table) de gingembre frais, râpé

- Dans une grande casserole, sur feu moyen, faire chauffer l'huile. Ajouter les carottes, l'oignon, le céleri et les feuilles de céleri. Faire sauter 5 minutes.

- Ajouter l'eau, le bouillon et le pain. Mélanger et cuire à feu vif jusqu'à ébullition.
- Réduire à feu doux, couvrir et laisser mijoter jusqu'à ce que les carottes soient tendres, soit environ 20 minutes.
- Mélanger la soupe au broyeur ou au robot culinaire jusqu'à l'obtention d'une texture lisse.
- Pour servir chaude, remettre la soupe dans la casserole et y ajouter le lait et les oignons verts. Réchauffer à feu doux, sans faire bouillir et y ajouter le gingembre. Verser dans des bols individuels.
- Pour servir froide, verser la soupe dans un grand bol et y ajouter le lait et les oignons verts. Refroidir à la température de la pièce, ensuite couvrir et réfrigérer au moins 4 heures ou jusqu'à 3 jours. Verser dans des tasses.

Pâtes primavera

Cette recette est faible en matières grasses et offre un goût frais. La sauce est légère et délicate.

Portions : 6 **Préparation :** 20 minutes **Cuisson :** 20 minutes
125 ml (1/2 t) de fleurons de brocoli
125 ml (1/2 t) de champignons tranchés
125 ml (1/2 t) de courges zucchini et (ou) de courges jaunes, tranchées
125 ml (1/2 t) de poivrons rouges et (ou) verts, tranchés
125 ml (1/2 t) de pois verts, frais ou congelés
15 ml (1 c. à table) d'huile d'olive
2 gousses d'ail, émincées

Sauce
15 ml (1 c. à table) de beurre
250 ml (1 t) de lait évaporé allégé
180 ml (3/4 t) de fromage parmesan, fraîchement râpé
80 ml (1/3 t) de persil frais, finement haché

Pâtes
450 gr (1 lb) de pâtes sèches (spaghetti ou spaghettini)
4 l (1 gallon) d'eau

- Placer les légumes dans une marguerite ou une passoire et les cuire à la vapeur, jusqu'à ce qu'ils soient légèrement croquants.

- Dans une grande poêle, chauffer l'huile et faire sauter l'ail. Ajouter les légumes cuits, et mélanger pour bien enrober les légumes du mélange d'huile et d'ail. Retirer du feu mais garder au chaud.
- Dans une autre grande poêle, faire fondre le beurre et ajouter le lait évaporé et le parmesan. Brasser continuellement sur feu modéré jusqu'à ce que le mélange ait épaissi et soit bien cuit. Ne pas faire bouillir. Retirer du feu et garder au chaud.
- Cuire les pâtes en suivant les recommandations du fabricant, mais sans le sel. Bien égoutter. Diviser les pâtes dans les assiettes chaudes. Recouvrir avec les légumes et verser la sauce sur les légumes et les pâtes. Décorer avec le persil frais, haché. Servir immédiatement.

Crevettes et riz sauvage

L'alcool utilisé dans ce plat s'évapore à la cuisson, lui laissant uniquement une saveur agréable.

Portions : 6   **Préparation :** 15 minutes   **Cuisson :** 20 minutes

15 ml (1 c. à table) d'huile d'olive
1 kg (2 lbs) de grosses crevettes,décortiquées
15 ml (1 c. à table) d'ail émincé
65 ml (1/4 t) d'oignons verts, émincés
30 ml (2 c. à table) de jus de citron
30 ml (2 c. à table) de brandy, de sherry ou de vin blanc (optionnel)
65 ml (1/4 t) de persil haché
poivre au goût
60 ml (4 c. à table) de margarine allégée en gras
1.5 l (6 t) de riz sauvage cuit

- Faire chauffer l'huile d'olive dans une grande poêle. Ajouter les crevettes, et les faire sauter jusqu'à ce que la chair soit opaque. Les déposer dans un plat réchauffé.
- Faire cuire l'ail et les oignons verts dans la poêle jusqu'à ce que leur odeur se dégage (environ 10 secondes). Ajouter ensuite le jus de citron, l'alcool, le persil et le poivre. Retirer la poêle du feu et ajouter la margarine. Remettre les crevettes et mélanger pour bien les enrober de sauce. Déposer les crevettes sur le riz sauvage et arroser les crevettes avec la sauce.

Index

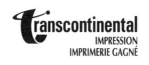

Transcontinental
IMPRESSION
IMPRIMERIE GAGNÉ

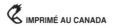

IMPRIMÉ AU CANADA